只为遇见你

试管婴儿妈妈孕育手记

乔乔 著

 湖南科学技术出版社

图书在版编目（CIP）数据

只为遇见你 试管婴儿妈妈孕育手记 / 乔乔著. --长沙 ：湖南科学技术出版社，2018.10
ISBN 978-7-5357-9762-9

Ⅰ．①只… Ⅱ．①乔… Ⅲ．①试管婴儿 Ⅳ．①R321-33

中国版本图书馆 CIP 数据核字 (2018) 第 065100 号

只为遇见你 试管婴儿妈妈孕育手记
ZHI WEI YUJIAN NI SHIGUANYINGER MAMA YUNYU SHOUJI

著　　者：乔　乔
责任编辑：杨　旻　李　霞
出版发行：湖南科学技术出版社
社　　址：长沙市湘雅路 276 号
　　　　　http://www.hnstp.com
湖南科学技术出版社天猫旗舰店网址：
　　　　　http://hnkjcbs.tmall.com
邮购联系：本社直销科 0731-84375808
印　　刷：长沙超峰印刷有限公司
　　　　　（印装质量问题请直接与本厂联系）
厂　　址：宁乡市金洲新区泉洲北路 100 号
邮　　编：410600
版　　次：2018 年 10 月第 1 版
印　　次：2018 年 10 月第 1 次印刷
开　　本：880mm×1230mm　1/32
印　　张：7
字　　数：120000
书　　号：ISBN 978-7-5357-9762-9
定　　价：39.80 元

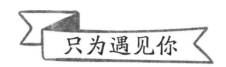

只为遇见你

　　这不是一本孕期指导，也不是一本育儿秘籍，当然也算不上正宗的心灵鸡汤，它是一本为曾经或正在生儿育儿这条道路上走得有点辛苦的准爸爸准妈妈们打造的一本"轻松的书"，是把在许多人眼中有些神秘的"试管婴儿"的一些基本知识、过程、经历过的人的感受明明白白地讲给大家听，知其然，更知其所以然，从科学的知识到个人的真实体验，从他人的虐心故事到自己经历的平实温暖，只要你曾经关注过此话题，只要你曾经或现在与此有点点牵绊，某节某篇某件小事，一定会有那么一刻，震动了你的心，朦胧了你的眼。

推荐序1

卢光琇

　　乔乔六年前是我的患者，当时她走进了我们医院，通过试管婴儿辅助生殖技术而成为了一位幸福的母亲。六年后再次见到她时，她的双胞胎儿子已经5岁了，健康活泼，而一同见到的还有她的新书《只为遇见你 试管婴儿妈妈孕育手记》。这本书是通过患者的视角，用轻松诙谐的文字讲述一个个与试管婴儿相关的故事，她用非常优美的语言分享自己的迷茫与快乐，用有趣的漫画讲解专业的医学知识，让人知其然并知其所以然，非常适合所有想了解试管婴儿辅助生殖技术的家庭一读。

　　今年是中国试管婴儿三十周年，这三十年里中国每年有多达二十多万的家庭通过这项技术拥有自己的孩子。这三十年里，我已不记得有多少新生命通过我的双手孕育，然后生长，继而绽放，而我们所做的就是帮助这些因生育问题而困顿的家庭横渡传承生命的深渊，抵达家庭美满幸福的彼岸。三十年以来，我们一代一代的医疗工作者不断地努力，已经攻关了许多医学难题，而这些年我们医院也引进了先进的辅助生殖技术，保持了医院在辅助生殖技术领域的领先优势，"试管婴儿"的妊娠率亦在逐年上升。

每一名医学工作者，都得有"精诚仁朴"之心，既要有精微之心，精勤不倦地学习和研究学问，又要医德高尚，有一颗仁爱之心。每一名走进我们医院的患者都曾历经坎坷，她们渴望孩子的心比任何人都急切，但她们的求子之路又比任何人都要艰难，我们没有理由，也没有资格，去漠视她们的感受。本书中的那一个个故事只是中国几千万有生育障碍的人群的一个缩影，乔乔作为一个亲历者更多的谈的是做试管婴儿这一周期的心路历程、身体感受和情绪状态，可以唤起更多的人对试管婴儿家庭的关注，对经历了这一过程的女性的关爱，同时唤起大家对环境的保护，以及对自身的身体健康、压力管理、健康孕育等方面的重视，我觉得是非常有价值的一件事情。

发大愿心，得大愿力。我坚信，只要心中有爱，就一定会创造奇迹。

我愿将我的一生奉献给让中国每一个家庭都能生育健康宝宝的事业，实现父亲卢惠霖一生的优生梦想！

伟大的母亲们，我爱您们。

推荐序2

林戈

中信湘雅生殖与遗传专科医院是中国最大的辅助生殖专科医院，每天接待数以千计的不孕症患者。他们从全国甚至世界各地汇集于此，只为一个共同的心愿——成为父母，拥有健康的孩子。

川流不息的病友，最终成为我们办公桌前每月助孕成功率统计数据的分子或者分母，他们多数人收获喜悦，但有人终究难免失望。医院熙熙攘攘的人群中，每一张疲惫但充满希冀的面孔背后藏着什么样的故事，我们不得而知。乔乔的这本书，揭开了"试管婴儿技术"这一项辅助生殖技术的神秘面纱，为我们打开了病友更加具象和细致的真实世界，看到他们在承受不孕不育压力时的痛苦和无助，看到他们在选择试管婴儿技术辅助怀孕时的疑虑和纠结，看到他们在经历整个治疗过程中的隐忍和坚强，看到他们在成功受孕分娩后的欣喜和幸福。

这些艰辛的求子经历通过温馨而俏皮的话语娓娓道来，给正在或者准备踏上这条助孕道路的病友带来宽慰和鼓励。同时也督促医务人员更加勤勉钻研，更加耐心细致，在提供医疗帮助的同时，关注病友的心理需求，给予更多的人文关怀。

医者仁心，在病友彷徨无助而又坚定前行的日子里，我们所有的医护人员将与您并肩同行，共同努力。

我们坚信："只要有真爱，永远有奇迹。"

推荐序3 生命中最美好的相遇

袁子弹

看这本小书之前，我心中有很多猜测。写试管婴儿，会不会涉及到很多医学知识，很高深很枯燥？又会不会很猎奇，充满了家长里短鸡飞狗跳的各种故事？它会是一本医学指南，还是一本科普杂志，又或者，是充满了各种问题的家庭和两性关系大杂烩？

看完长舒一口气，都不是。

一定要说，它更像是一个特殊的窗口，让女性能更为细腻地去审视自己，审视自己与孩子的关系，审视现代女性所面临的独特的困惑，同时也是有别于男性的独特的生活感悟。

书中故事很多，情感很浓，却并不戏剧性，没有那种强制煽情的尴尬，反倒始终透出一种独属于女性的包容和脉脉深情。文中详细描写了试管婴儿诞生的过程，以及可能遇到的种种问题，却并不让人觉得遥远、害怕。恰恰相反，文中的女性像一个个并不熟悉的好朋友，借着这人生中的特殊经历，将自己的生活娓娓道来。她们年龄不同、工作不同、出身背景不同，却都面临着同样的问题，选择了同样的道路。

从做出决定、检查、取卵，到怀胎十月并最终生下宝宝，这是一个漫长而惊心动魄的过程。她们选择这条道路的理由不同，各自的心情不同，结局也各不相同。在这场艰难的相遇中，有人坚守着婚姻，有人遭遇了分手，有人心怀忐忑胆战心惊，有人失败过很多次，一度感到绝望，唯一相同的，是对这段关系的感受和理解。

唯其艰难，所以珍贵。

所有的过程，所有的等待，所有的如意和不如意，都只为了遇见你。哪怕爱情不在，青春不在，我们的生命会籍由这种方式传承下去，以最亲密和最温柔的方式。

这是现代科学所能带给我们的最美好的东西。

这是理性与感性交汇所诞生的最伟大的奇迹。

这是母性的胜利，是一个女性最勇敢的选择，也是生命中最美好的相遇。

跨越所有不可能，让我拥抱你，拥抱这世界上最不可思议、也最珍贵的你。从此，你是我最坚硬的盔甲，亦是我最柔软的软肋。

目录

1. 我想遇见你

我人生的每个阶段似乎都会被冠名。

年幼时顶着一头又黄又细的卷发，脾气随时可以爆发，得名"棕毛熊"；上大学后，卷发被我烫得服帖了，就开始写些酸不拉几的诗，自认为才高八斗，任何不友好的言论皆能让我"代表月亮消灭你"，暗地里，我被取名"文学院里的青蛙"；工作后，跟所有职场女性一样，得名"白骨精"，因此我人生的前三十年，总结来说是又倔又精又聒噪。

我从没想过30岁后，自己会有怎样的"人设"，结果却因为成为了妈妈，一下子回归到了生活的本真。我现在只有一个身份，那便是双胞胎妈妈，如果还要再确切一点，便是"试管婴儿双胞胎妈妈"。或许是因为生活中像我这样大方承认自己的孩子是试管婴儿的妈妈较少，我的坦诚让众多跟我有过同样烦恼的朋友对我敞开了心扉，我感觉自己的身后有股俗世众生看不到的力量，而这力量促使我想对所有与我有同样遭遇的姐妹们说几句发自肺腑的话——

别急，别怕，就算此刻事与愿违，但相信上帝一定在为你精心搭设一条更美好的路。

别烦，别躁，虽然他来得晚了一点，但一定会在某一天与你相拥。

在我的孩子降临后，原来一些我认为"不喜欢孩子""不想要孩子"的家庭都向我咨询关于怀孕生子的过程："做试管婴儿痛苦吗？""试管婴儿是不是违背了自然规律，孩子没自然怀上的聪明？""试管婴儿不成功，子宫是否会被实验损伤？是否以后更没有机会怀上孩子？"……问我这些问题的人中除了极少数是我的至亲外，其他的都是"我的朋友"和"我远方的亲人"。观念驱动身体，他们隐晦地与我探讨有关试管婴儿的一些问题，多是出于中国人的传统观念，总觉得作为一个女人不能正常怀孕，不能为家庭孕育健康可爱的孩子好像是很大的罪过一样，总觉得难于启齿。问我的这些朋友不管从事着什么样的工作，好像都难以摆脱掉这样一个文化囚笼：要想当个"好女人"，就要满足别人对你的要求，这其中能不能生孩子是首当其冲的，无论你拥有多大的财富、多高的地位，如果没有"孩子"作为支撑，这些全部都是虚幻。

我去做试管婴儿前，有过很长一段时间的不孕经历，也因为思考"试管婴儿是不是一种最好的医疗方式"这个问题犹豫不决了许久，而后又经历了较长时间的检查、治疗阶段。在这个过程中，我努力排解着自己内心的压力与忧虑，曾通过各种方式系统地了解试管婴儿的相关知识，但好像所有的适龄女性生孩子都是一气呵成、瓜熟蒂落，从来没有一本书关注过我们这样的群体，更别说与试管婴儿相关联。

从始至终我都不承认自己是病人，可是这个或许跟"病菌"没一毛钱关系的毛病却让我不得不付出比经历一场大病还多得多的金钱和精力。

如果只要是进了医院都得叫病人，那么好吧，我们就先承认自己是"病人"吧。"病人"这个词本并不存在褒贬含义，但所有人内心对病人的印象都是"苦、痛、无力、无助、忧郁"。可是我们仅仅是"特殊的病人"，我们可不可以呈现出不一样的病人姿态？

在我的就医过程中，我与所有"特殊的病人"一样，经受同样的身体折磨，经历同样的精神抑郁，无处分解忧伤或痛苦，我们怀抱共同的希望，我们道听途说添油加醋的故事，我们上网搜索碎片化的相关知识。我们好像得了隐疾，打个出租车去医院

1. 我想遇见你

都不想在医院正门口下车，否则好像能听到陌生的出租车司机在心里的嘀咕："原来是不能生孩子的女人啦。"我们不了解群体中其他人的身体与精神所呈现出来的状态，不能客观地看待现在所经历的波折，无法乐观地去回答所有的"是"与"不是"，"行"与"不行"。每一次面临那些根本不熟悉的人关于"你为什么还不生孩子"这样的问题时，我都是顾左右而言他地回答，但昧着心回答完后自己的心中又一阵难过。直到有一天，我突然换了一种回答方式——"我生不生孩子都并不会影响到各季花朵的开放呀"。看着对方无话可接，我却内心欢畅，那瞬间我总算明白，我们实在是没有必要为了所谓的面子而委屈自己。人生中最踏实的感觉应该是内心深处的淡定从容，世界是自己的，与他人毫无关系。

但在我治疗的时候，没有人跟我说过做试管婴儿要经历些什么，所以我承认我在进医院那一刻是怀疑的，我在拿到自己的治疗方案时是忐忑的，我在取卵手术室外等待时双脚是发抖的……但我希望那些必须要和我走一段相同路程的姐妹们能少几分怀疑，少几分忐忑，进手术室前可以与爱人来个深深的拥抱，这样脚也不会再发抖。

你要问我现在幸福吗？我可以准确地告诉你，我之前的

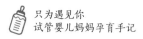

三十年从未像今天这样感受到另一对生命带给自己的成长与快乐。前不久母亲节，孩子们从幼儿园各带回了亲手制作的贺卡。小宝说："妈妈，长大后我会送你一个爆裂手环，帮你变出一个大大的恐龙，保护你，帮你打败一切怪兽……"面对才两岁六个月就想保护我的孩子，我顿时泪崩。孩子们，其实你们的到来就已帮我打败世间的一切怪兽了。

如果在三年前，我就明确地知道将来的自己会享受到如此大的幸福，我一定不会流一滴泪，喊一声痛。

可处在黑暗之中的人没有那样强大的力量可以预见到不远处的美好，因此在就医过程中，我总是有这样那样的联想，美好转瞬即逝，悲伤如影随形。当初的我从未敢想过自己会是拥有一对双胞胎的幸运儿，我总是想：假如自己不成功该怎么办？当花费了几万甚至几十万最后却以失败收场时又该怎么样面对自己的爱人以及家人？只有真正经历过这样的过程才能深切地体会那种无处言说的痛苦，也只有真正亲历过身体、精神的考验后才能知道，拥有一个健康的孩子对一个家庭的改变是怎么样的，我也深知情绪对于所有走进医院准备通过试管婴儿技术怀孕的妈妈们的影响。所以我决定写下这样一本书，记录我这两年来所看到的、听到的故事，同时也分享我的经验，让大家明白，所有的不愉快都是暂时的，微微放宽心，美好的幸福很快就会到来。

昨天，我带3岁的儿子们去花园，结果他们看到一堆蚂蚁就不肯走了。我陪着他们看了半天后，觉得可以考考两天前教给他们的英语单词，便问，"蚂蚁该怎么说？"两个孩子都站直腰理直气壮地朝我喊："妈妈，你弄错了，蚂蚁什么都没有说。"——好吧，我不得不承认我们家的"棕毛熊"二代横空出世了。

我希望大家都能以无比愉快的心情来阅读这本书。其实所有的成功都源于自己的努力与坚持，请你坚信当你自己真心渴望某样东西时，整个宇宙都会联合起来帮助你得到。

2. 最初的梦想

在大学时光里，我曾经对未来有无数的想象。

我希望有那么一个人，24岁与我相恋，28岁有一个新生命诞生，30岁前我们能牵着一双小手幸福地走过树荫、花田——除了爱情，我幻想能在28岁孩子降临前拥有自己喜欢的事业，能有闲钱去自己想去的地方。当时室友开玩笑地说，爱情每个男女均会拥有，事业与闲钱需要机遇，得好好经营，唯一容易的便是生孩子。当时寝室里住着六个女孩，平时看待问题各有不同意见，但对于这个问题的结论却是一致的。

然而，在我28岁的时候才发现，当爱人和房子都有了，事业风生水起时，最难拥有的居然是当初那个无须盼望必定要来的小宝宝。

其实我结婚算早，在24岁遇见小哇，一年后就嫁给了他，结婚头两年，我们都处于职场上升阶段，谁也不想早早地被孩子套牢，因此一直没怀孕。我们的避孕措施做得好，我算是非常会保护自己的女孩，之所以如此，是因为上大学前夕姑姑给我上过生理教育课，其实她说过些什么我已不太记得，但她对于人流的那种痛苦的形容让我到如今还记忆犹新。整个大学期间我没有男朋友，有哪个男生无意中碰了一下我的手，我都要立马回家用肥皂水清洗。

结婚两年后，有一次，我妈妈无意中提到了我的发小，某位小妹妹已经怀孕了，那一年，我开始有站在童装柜前想象如何打扮自己小闺女的举动了。我记得曾经有一个同事说过，女人到了27岁左右，不管有没有结婚，在那个年龄段都特别喜欢孩子，也特别想拥有属于自己的孩子，我也不例外。于是就在那一年，我与小哇都决定不再避孕，准备以全身心的爱也来创造一个小生命。

备孕前，我先去某私立医院做了全套的孕前检查，检查的一切结果都还好，只不过有些支原体感染。在我的心目中，支原体感染不过就是小小的妇科病，实在不足挂齿，因此我在家门口的小诊所里输了几天液后，便不再管它，也没有再去医院做复查。

支原体感染不就是像感冒了一样容易好吗？

真正觉得情况不对劲，是在又备孕十个月之后。在这十个月中，我未做任何措施但是并没有怀孕。通过网络搜索，我得知了这样的观点：一年内未采取任何避孕措施，性生活正常而没有成功妊娠则证明有可能患有不孕症。我对照了一下自己的情况，发现自己完全已经属于不孕了。

　　这一次我去医院又做了一次全面的妇科检查，查出来的结果又是支原体感染，近一年的时间没有怀孕有可能是由此引起，因此这一次我就引发支原体感染的原因详细地咨询了医生：原来，女性尿道口距阴道、肛门近，尿路上皮细胞对细菌的黏附性及敏感性较男性更高，月经血也是细菌良好的培养基础，所以只要稍不注意外阴清洁就容易滋生细菌，而有些女性因为尿道比普通的女性稍短一些，所以更易诱发炎症。通过这次就医我也了解到，原来夫妻双方有一方支原体感染，另一方也会传染，即使另一方没有明显的症状，也要一起治疗。这一次我与小哇都进行了治疗，而且全部去医院做了复查，并听从医生的建议做了卵泡的监测，结果也非常理想，我们认为问题都解决了，便又开始满怀期待地等待小生命的来临。

　　等待的过程是漫长的，在又等待了几个月后，我们发现孩子仍旧没有来，这个时候，我感觉自己的心态也较之前有了些变化，特别是对"不孕"这个词极其敏感。

在等待的近一年半时间里，我曾经听从过朋友的建议，去深山里看过90岁的老中医；也接受了同事的建议，与老公无比虔诚地去南岳拜了送子娘娘；也吃下了母亲不知道从哪位道士高人处获得的灵丹，而且小心地在沐浴焚香后服用；更离谱的是我接受了母亲的封建思想，真的写了"我想有一个孩子"这句话，并将自己和小哇的生辰八字都写好与其一起交给母亲，任母亲放到过世的外婆的寿衣口袋里——像所有的不孕夫妻一样，我们总是道听途说着一切与能够怀孕有关的方法，有些封建迷信行为哪怕之前自己不相信，当时也愿意去尝试，甚至都不惜花费时间与金钱，有时候内心明明觉得很可笑，觉得不可能有成效，但也会去尝试。只是我家里的喜事始终没有发生。

小哇的母亲是一位妇产科医生，在较长的等待后，我听从了她的建议，去做了一次输卵管通水，她说，我们两个已经做了全部的检查都没有问题，如果还不怀孕，那么一定是输卵管堵了。

输卵管通水是将美蓝液或生理盐水自宫颈注入宫腔，再让其从宫腔流入输卵管，医生根据推注药液时阻力的大小及液体反流的情况，来判断病人的输卵管是否通畅。

输卵管通水该有多痛啊，至今想起我都浑身打颤，那种锥心的痛一次又一次，整整20多分钟，在大冬天，在无任何麻醉的操

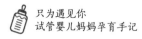

作下，我的贴身衣服都湿透了。从手术室出来，我无力地躺在医院的长廊上，第一次感受到作为女人的艰难，第一次有了"假如要生个孩子，那就生个男孩吧，别让我的女儿受我这个罪了"的想法。小哇安慰我说，通过这次手术，我的输卵管已经通了。但是输卵管通了后必须半年之内怀孕，不然又很容易堵上，这就好比一根极细的水管，用着用着就有可能因为有些其他的杂质导致再次堵塞。当时从小到大一帆风顺的我从未对未知的事情害怕，但那时候我第一次感觉到了恐惧。

在无意要小孩子时，有时候我与小哇也会探讨要不要生个孩子的话题，他总爱说："才不要呢，一天到晚地吵，我俩的钱都还要花在小屁孩身上，大周末的连个懒觉也不能睡，要是你意外怀上了，也要打掉，至少我得到32岁才能当爹吧，至少我得换个更像样的车才好意思见我儿子或者女儿吧。"我说，要是意外现在肚子里就有了呢，他说反正他是不会带孩子的。

刚结婚那几年，小哇好像确实有些怕小毛孩，当初为了讨好我每次去我家都假装得超级有耐心，逢年过节还陪着亲戚三五岁的孩子玩乐高玩拼图堆积木，但每次回家后，他必将一头扎进沙发里感叹："陪一天孩子要废掉我十五天的元气啊，让我晚一点再当爸爸吧，好怕。"

2. 最初的梦想

但时间久了，别人都有的我们却费尽人力物力财力还不得，味道就完全变了。慢慢地，随着没有孩子的问题梗在我俩中间，我们的感情也受到了影响。

小哇越来越沉默，我俩的吵架内容竟不知从何时开始居然越来越多地涉及孩子。有一次我俩在步行街闲逛，人很多，他自顾自地在前面走着，也不像以前一样牵着我的手或者搂着我的肩膀。我追上去，生气地质问他，怎么不牵着我的手。他淡淡地说："你难道不觉得我俩中间牵着一个孩子会正常些吗？"

在熙熙攘攘的步行街，我看不到小哇的脸，只看得到他疲惫的身影。四周的音乐声、嬉笑声好像都瞬间停止了，我站在离他几十米远的地方，思维停滞，心里第一次有了痛的感觉。

真正了解到原来孩子对夫妻之间的影响居然如此之大，真的就是从小哇无意之中说出的那么几句话中体会到的。

在两边母亲的焦急等待中，我终于下定决心，向单位请了十天的假，准备再做一次腹腔镜手术，希望通过这个手术，将我的输卵管打通。

腹腔镜手术是一门新发展起来的微创手术，它是在病人腰部做三个1厘米长的小切口，再插入一个叫"trocar"的管道，之后的一切操作均通过这个管道开展，最后用特制的加长手术器械在电视监视下完成手术。

在交了费后，我将上次的输卵管通水结果给主管医生看，主管医生看过我的资料后，直接告诉我，通过照片，可以看到我的输卵管堵塞得相当严重，做了腹腔镜手术后，也不一定能怀孕，因为怀孕也是讲究机缘的，她说，如果我们不需要考虑费用问题的话，可以选择做试管婴儿。

这是我第一次听到医生对我下定论，并建议我做试管婴儿。之前我们也曾经听说过某某的某某做了试管婴儿并成功怀孕，那时总觉得离自己非常遥远，而且总觉得那是到了万不得已才会走的一条路，而现在我自己却只能采用此种方式来拥有孩子，这对于当时的我来说，真是非常大的打击。

医生明确地告诉我，做腹腔镜也不能保证百分之百的成功，而且对于身体的创伤较大，而做试管婴儿对身体的创伤小一些，成功率却高一些。那天晚上，我与小哇第一次进行了关于孩子的深层次的对话。他说，一个家庭就像是一张桌子，如果想要平稳地放在地面上，那么必须要三只脚以上，我与他各代表着一只脚，而孩子则是那第三只脚。

临睡前，我们没有争吵，也没有过多谈论有关要不要孩子的话题，但气氛却没有了往日的温馨。睡至半夜，他把头靠近我的肩，用他的手握着我的手，在我耳边说："其实有没有孩子，都不要紧，只要你不离开我，我就永远不会丢下你。"我假装已经睡着没有说话，眼泪却流了下来，我不知道去做试管婴儿要经历些什么，自己的身体要承受多大的痛苦，但为了这句"永远不会丢下你"，我愿意去承受一切，只求能有个长得像他的小宝宝出现在我们的故事里。

3. 屎壳郎之爱

　　我总是想，一个女人的一辈子里，形形色色的坑总是不期而至，但是如果遇见一个坑就停下来哭，未必前方的路就会好走一点，因此，调整好自怨自艾的心，去搬个梯子或者多绕行几里，当跨过去后，迎接你的未必不是柳暗花明。

　　当我与小哇下定决心后，便开始通过专业网站寻找相关介绍。其实我们常说的"试管婴儿"，其专业术语叫"体外受精和胚胎移植"，简单来说就是让精子和卵子在体外人工控制的环境中完成受精过程，然后把早期胚胎移植到女性的子宫中。后来在就医过程中，我认识的一个非常乐观的女病友说，在她的理解中，就是我们的小宝宝先看了看这个世界，然后再回到妈妈的肚子里安心生长，他们只是比一般的小孩更性急罢了。

不知道我的孩子是不是急性子，反正我是，当我确定做一件事情之后，便会在非常短的时间内去做。因此在新年过后不久，我便开始选择要就医的医院。我选择医院就看两点：第一，成功率；第二，专家团队。最后我们选择了中信湘雅生殖与遗传专科医院，因为该院院长卢光琇教授是国内生命科学技术方面的权威。

在未去医院之前，我把自己看成了另类，总觉得国内不孕的夫妻是非常少的，可当我真正踏入医院那刻，我才知道原来与我一样有着这种痛苦的人非常多。去医院前我精心打扮了一番，从潜意识里，我害怕那样的地方，害怕别人投来的异样的眼光，害怕自己无法战胜内心的胆怯，我希望通过这些外在的包装，摆脱掉"病人"这个标签。去了之后，我才发觉自己真是想多了，医院大厅里人满为患，长串的窗口前全是排队的人，根本没人会注意到你。

虽然已跟单位请了假，但是当同事的电话打过来时，我仍然小心翼翼地跑到消防通道里接听，生怕电话那头的同事听出点端倪。说白了，我就是对自己此刻的身份有成见，我觉得自己不是一个合格的女人。

排了一上午的队，临近中午我才进了医生办公室。医生在了解了我们夫妻俩的大概情况后，就开出了一大堆检验单。抽

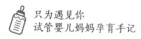

血、验尿、妇科检查等，其他检查我都能接受，但医生还开了一个做造影的检查。据我了解，输卵管造影与通水的原理差不多，想想以前的通水经历我就不寒而栗，便对医生说："不管是什么情况，我就是要做试管婴儿。"医生笑笑说："并不是所有想做试管婴儿的医院都给做，首先你们要符合国家的计划生育政策，然后你们夫妻双方必须要达到医院的几个指标才能进行这个手术。""那什么情况才能做试管婴儿呢？"医生给出了专业的解答："试管婴儿适用于输卵管因素导致不孕、子宫内膜异位症、女性多囊卵巢综合征、严重的排卵障碍、免疫性不孕、不明原因导致的人工授精失败，男性轻、重度少弱畸精子症等。"在去医院之前我了解到治疗不孕症还有一种方式：人工授精。这种治疗方法流程也较简单，便想通过这种方式以免去造影这一令我害怕的环节。医生说，并非人人都可以选择人工授精的方式。首先，选择这种方式最起码病人得有一侧输卵管是通的，而且在卵巢正常排卵的情况下才适合做人工授精。人工授精的治疗方法实际上是优选精子，然后将其注入到病人的宫腔，通过B超监测排卵，排卵后，根据病人排卵的情况再将精子注入进去。但这个需要输卵管伞端能自然地去抓卵，而且必须卵子能进到输卵管里去，才有可能和精子相遇，如果输卵管的条件不好，精子和卵子就不能相遇。所以人工授精多用于有疾病的男性。我与小哇对视一眼，

3. 屎壳郎之爱

感慨来医院一趟真的学会了好多医学常识。

虽然我已经详细地告诉医生之前自己所有的求医经历，所有的病历也都完整，但医院仍要以他们认可的具体的指标和数据作为治疗的依据。其实我内心已经做好了上刀山的准备，但是，当真的站到了山底下时，内心依然胆怯。

从医院出来，拿着厚厚的一叠化验单，泪水已经蒙了眼，上次输卵管通水的痛还记忆犹新，现在又要再次经历一场，除了害怕还是害怕，我内心里有点退缩了。

本来当天下午就可以做的，但我们还是先回了家，决定再好好想想。在这里，也友情提醒大家：在做试管婴儿之前一般都要做输卵管通与否的相关检查，有些是通水，有些则是造影，这两个手术一般要求在例假干净后的第三到五天去做，因此选择首次就诊时间也是很关键的。当然，如果既往做过输卵管手术，如腹腔镜、宫外孕手术等则不需要重复检查。或者高龄女性（≥35岁）、夫妻双方染色体异常需要做PGS/PGD的患者，或者男方精子为重度少弱精的也不需要做此项检查。到医院就诊后医生会根据您的情况给出建议。

晚上回到家，曾经明确表示最拿得出手的"菜"是烧开水的小哇主动提出给我做晚餐。看着他在厨房系着围裙手忙脚乱的样

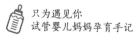

子，我恨不得把所有的房子、车子、存款全部交给某种神奇的力量，只求他能满足我肚子里立马有个小宝宝的愿望。

可是有些东西用物质换不来。

晚上睡觉的时候，我想着书桌上的输卵管造影检查单，怎么也睡不着。

小哇问："你很害怕吧？"

"嗯。"

"如果真的很恐惧，那就不去了吧。"他说。

我本来是背对着他，听到他这样说，立马转过来，看着他的眼睛。

"不去了？可是不去了你这辈子就没有孩子啊？你永远不能当爸爸呀，你不会有遗憾？你不会觉得生活不圆满？"

"什么是圆满？有孩子就圆满啦？有时候想想，找了你，除了你胸小外，其他的都很圆满。"

"谁说我胸小？"我给了他肩头一拳，然后眼泪就流了下来。

我觉得世界对我不好，太难为我了，我明明如此洁身自爱，明明觉得将自己保护得很好，可是为什么老天要在这件最最简单的事情上折磨我。不过老天虽然没有让我顺利拥有孩子，却给了个最最善良的男人给我。

每个人的世界都会有小哇这样的人存在吧。

3. 屎壳郎之爱

假设自己是一堆臭狗屎，那么他就是那个心地善良的屎壳郎，他不远万里找到你，把你当宝贝，然后再花钱费力地把你拖运回家，一路上悉心呵护着你，明明别人对你嗤之以鼻，可他就是怕你被抢了、被踩了、心里受委屈了，然后还傻呵呵地把你当作镇宅之宝供了起来。

4. 梦想照进现实

有时候想，人的一辈子可能要做无数次决定，而做有些决定真的是无比艰难，但事后回想起来，那有可能是此生做的最棒的一个决定。

虽然仍旧超级害怕做造影手术，但想起那个对我说痛就别去了的男人，我只能压制住内心里的懦弱勇敢前行。有些路得自己走，没有捷径，假如不去做造影的话连就医的资格都没有，医院不认可我若干年前做的通水结果。

两天以后，小哇把我送去医院，帮我把手续办好，自己再去上班。临走时，他问我一个人行不行，我安慰他"没事啦"，但当从窗口看着他的车离开医院时，我的泪水却忍不住流下来。但是既然已经下定了决心，前面即使是刀山也要上。

21

小哇走后，我一直留意着那些排在我之前的病友们，仔细看她们走出手术室后的脸色，观察她们的言行。可能这些病友都是痛感较轻的那一类，我倒没有见到太夸张的病人出现，但所有病人都是坐着轮椅从手术室出来的。没有了小哇在身边，反而少了依赖感，我做了无数次深呼吸，从走廊这头走到那头，再从那头走回这头，我把手机里那些可爱的小宝宝的图片拿出来反复看着，努力让自己轻松——轮到我进手术室时，我依然可以感觉到自己的身体在发抖，上牙与下牙不停打颤。

　　在开始造影之前，我再次主动告诉医生，自己曾经做过通水，但医生说，简单通水是不能明确输卵管情况的，而且会有结果假阳性的可能，比如输卵管伞端积水或输卵管漏等是诊断不出来的——听到这些，我后悔当初没早点到专业医院来，白白经受了那么多痛。

　　上了手术台后我问题一个接一个，想通过不断的说话来让自己的紧张情绪有所缓解。

　　"有多痛啊医生，可以打麻药吗？"

　　"这个依个人的痛感来看，无须打麻药，比通水会要好一些，而且时间不会那么长。"医生的回答基本上都非常客观，不会带过多个人的感情。

　　当我躺上手术台，看到周围一圈的白大褂和各种各样的仪器

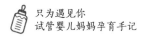

时，我分分钟有种把躯壳丢弃在此灵魂赶紧逃跑的冲动。

输卵管造影简单地说，分为三步：首先，用扩阴器将宫颈口暴露出来，医生用碘酒消毒；第二步，将造影剂推入输卵管，看其在子宫和盆腔的弥散情况；第三步，通过X光，看造影剂和输卵管的影像来判断输卵管是不是通的，再通过弥散情况看周边有没有粘连、阻塞现象。

打个比方，如果通水是将一块瓷砖用钢钻钻碎的话，那么造影只是在瓷砖上打个洞。经历过更大的痛苦，这点对我而言，倒还真是可以熬过去了。可以说，这个造影手术在我的试管婴儿求医过程中所占的位置是极其重要的，经历了这一关就证明是真正下定了决心，不会再瞻前顾后了。

从手术室出来，护士将我扶到病房里休息并给我倒了杯温水，叮嘱我休息30分钟，其间没有什么不适就可以离开了，造影结果在第二天就可以取到。

我一个人靠在病床上，看着后面做完手术的女人有些痛得脸部扭曲，有些咬着牙捂着肚子，深深觉得健康无比重要。

小哇心里惦记着我，以最快的速度去单位处理了紧急事务，不到两个小时他已经在医院门口等着我。上车后，小哇看我脸色仍苍白，关切地问我感觉怎么样，能不能受得住，我安慰他，不痛，没事，医生不过是帮我把某个器官上的脏东西清洗干净了，受得住的。小哇没接我的话，从汽车后座上拿过来一个暖暖的热水袋轻轻放在我的小腹上，说："我恨不得帮你受痛。看网上说做这个手术后拿热水袋敷敷会好受一些。"我忍了大半天，泪水还是流了出来。

输卵管造影手术其实也分为碘海醇造影和碘油造影，碘海醇造影做完次月就可以备孕，无须做碘过敏试验，不需要麻醉，痛苦较轻，如果是碘油造影就需要避孕三到四个月。

所有进入试管婴儿周期的病人自然是希望受孕的时间越早越好，因此基本上都选择碘海醇造影。另外，随着医术越来越发达，也为了减轻病人输卵管痉挛，现在有些医院在做此手术时采用局部麻醉，这样，病人的痛苦也就更少一些了。

造影手术后是禁盆浴的，但是淋浴没有问题，另外要禁性生活两周以上，一般情况下造影手术后会有少量出血，如果出血很快止住就不用管，但如果出血时间较长就肯定需要再次就医检查。

我的情况都属于正常值，因此第二天便从医院拿到造影的照片。主治医生一看，输卵管严重堵塞。医生再次问我们是否已经决定做试管婴儿，戴眼镜的女医生说得相当谨慎："有堵塞现象，但或许运气好也可以自然受孕"。我与小哇在经历了之前那么多纠结后，已经不太相信在自然受孕这件事情上会有好运气了，第

只为遇见你
试管婴儿妈妈孕育手记

一次，我俩先是不自觉地摇摇头，然后又毫不犹豫地点了点头。

医生给我们开了厚厚一叠检查单。检查的内容很多，女方占了80%，比如，白带检查6项、血液检查24项、超声检查1项、遗传学检查2项。男方也有抽血检查，但检测的内容少了很多，出现较多的是精液检查，比如精液常规、细菌培养、巴氏染色、药敏等。拿着厚厚的检查单，排在抽血的队伍中，看着动不动就被抽去七八试管血的女同胞，我心中忐忑不安，一方面希望快点排到自己，另一方面又希望再等等。小哇看出了我的害怕，笑笑说："你就当现在是在无偿献血，我们抽出去的血将挽救某位有着革命友谊的同志的生命，这么一想，勇气就大得多。"

有时候，我们之所以需要一个伴侣，是希望能够在自己需要依靠的时候，哪怕是借个手让你撑一撑；能够在自己需要一点点慰藉的时候，给出哪怕是一个没有什么实际用处的小建议。所以在我看来所谓体会到爱，真不需要多大的考验，多少平凡生活中的那一刻你内心温暖了，安心了，那也就是爱了。

接下来的较长一段时间，我感觉医院成了我的主战场，一周至少有两个上午或者下午在医院里排队，中信湘雅二楼的大厅本来就不是很大，但科室众多，有好几次我排的队伍直接从二楼延伸到了一楼。我当时自己都觉得这次做试管婴儿不可思议，所以

4. 梦想照进现实

除了告知自己的家人外，连再好的朋友也没有透露，我害怕来自所有他们的善意的质疑与担心。

痛苦的过程自己默默承受，分享好的结果就是了。可妈妈的电话仍然打得勤，她问得最多的是："痛吗？"我总是用一种在度假的语气回答："不痛啊，小哇现在待我如公主一样，享受着呢。"知女莫若母，妈妈说："不管现在你有多难受，想象着等你老了，还能够像我这样一天到晚有牵挂的人，她快乐你就快乐，你难受她比你更难受，你就会觉得还是很值。"

母亲说，老了却没了个念想，这是最大的悲哀。站在熙熙攘攘的医院里，想象着那些做试管婴儿的女人的身后有多少位母亲如我母亲一样在牵挂着、操劳着，我也体会到孩子在一个家庭中的重要性了。

5. 我养你

我相信每一个人都有难以平衡生活中的一切的时候，哪怕你之前自认为强大，可人生中无时无刻不是走在岔路口上，只能选择走向其中一条，而不能两条皆顾，因为我们不是孙大圣，没法拔根毫毛就变出两个灵魂与躯体。

在自己的前期检查过程中，我遇到过许多离职的处于治疗周期中的病友，有一些人之前的工作还特别令人羡慕，比如事业蒸蒸日上的服装设计师、外企的高级女白领。我那时候总爱追问，工作与生孩子真的无法兼顾吗？如果因为想要个孩子就得把自己喜欢的工作丢掉，想想都挺可惜。

我那时候在一家全国排名第七的著名房地产代理机构做推广部经理，之前在此公司已经工作了四年，从普通员工到当时的职位花费了一千多个辛劳的日夜，当时的职位与福利薪酬都得来不易。

因为知道就医会耽误一些工作时间，所以我对待工作比平时更认真。在就医前我极少会带文件回家看，就医后因为不想耽误工作，所以下班后我的包总是被文件塞得满满的。不想失去，所以更加珍惜，其实对人对事都是一样的。

但理想总是美好的，现实总是骨感的。仅仅在就医不到半个月后，尽管我努力平衡，加快了工作节奏，但仍分身乏术，无可避免地感受到了同事对我工作态度的质疑与领导对我工作方式的担忧。

在某个午后，我终于坐到了总经理办公室里。

"说说看，这段时间怎么啦？"他很直接。

我曾经假设过这种事情会发生在我身上，但实在不想这么早就因为私事而失去工作。其实真实一点说，我也怕失败，也怕丢了工作没有孩子的结局发生，但我不想与任何人倾诉此种感受，我不相信这世界上有人能真正感同身受我的疼痛、我的委屈、我的害怕、我的担忧，既然在大家眼里我是个坚强的职场"白骨精"，那么这点小软弱真的不该打败我，我不期待别人明白，哪怕我的爱人。

"这段时间，因为自己有点私事在处理，所以影响到了工作，但我在尽力将影响减到最小。"

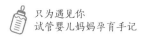

"给你一周的假，带薪，可以解决吗？"

"解决不了，李总，你给我一点时间吧，现在我所做的这件事对我非常重要，我也很想不影响到工作。"

"你的岗位非常重要，如果你还需要较长的时间处理自己的私事，那么，我只能将你调去相对没有那么重要的岗位。"如果之前遇到这种明摆着的降职处理，我定然无法接受，但处在现在这样的时间节点上，自己无法平衡到所有，自然也只能保全相对来说重要的那个。用母亲的话说，生了孩子再去打拼工作也是一样的，只不过是顺序问题。工作了好几年，上班的黄金定律我还是知道的，工作不养闲人，团队不养懒人，虽然我不闲也不懒，但确实是一心二用了。

"你调去的那份工作，将减薪30%。"老板见我没啥反应，又说，"我自然是希望一段时间后，你能再调回来。"

这次谈话与之前的任何一次一样，我们的语速很慢，都很平静，阳光透过百叶窗照在他桌上，我注意到桌上有盆绿色植物，刚开的花朵还挂着水珠，娇艳欲滴的样子，但我实在记不得以前是否一直摆在那儿。

出办公室时，老板在我的身后说："小乔，希望你理解我。"

本来我装作没事人一样，笑盈盈地从他面前退出来，但他的这句话，还是把我内心里那本就松软的堤坝冲翻。我是目标感很

5. 我养你

强的人，在来此公司前我经历了三轮面试，当时他们曾问我事业女性在一定阶段内面临生孩子与升职两个问题时我如何选择，我果断选择了后者。那个时候我的上司明确地告诉我，正常的孕产假公司一定不会苛刻，对于一些表现优异的员工可以给出六个月的产假且保留原职位。公司休产假的女员工也有，但是，没有一个人的情况与我相同，我有说不出的苦，其他女同事都是水到渠成地休产假，而我未必还得自创个备孕假？

我一个人在洗手间的马桶上坐了半天，突然想要抽根烟，但不明白一口烟气在口腔里环绕是什么样的滋味，所有的愁绪皆会烟消云散么？我没有烟。

我本来想打个电话告诉小哇，但拿起电话又放下了。虽然表面平静，内心却如有针在扎。工作了近十年，这种调薪调岗的事第一次在我身上发生。我好想像电视里豁达的女强人一样把文件夹一扔，潇洒地说一声"Sorry, I don't do it"，然后高傲地转身就走。但一个人颓废地发了半天呆后，我装作没事人一样微笑地走出来。有时候，我并不希望至亲分担自己的烦恼，何必呢，烦忧并不是肩上的水，并不会因为多个人分担自己的负重感就会减轻。

再回到办公室的时候，大家看我的眼神都有点怪。的确，办公室就是这样，不超过10分钟，发生了什么事，大家全知道了，办公室没有秘密。

"姐，为啥呀？"莎莎是帮我写文案的助手，她来公司的时间不长，是工资不超过五千块却背香奈儿包包上班的富家娇娇女，从来不关心办公室的纷纷扰扰。

"你难道不觉得，这段时间我特别忙，忙得都影响到自己的工作了？"我反问她。

"有一点点了，以前的你不是在各大项目上，就是在办公室里，现在你总是不告诉我们你在哪里，"她偷偷用眼神瞟了瞟对面办公室的某位男同事，把椅子往我身边挪，"他跟老板说过几次了，说你这段时间的状态根本就不对，心都不在这儿了，怀疑你在外面自己另接了项目。"

"昨天下午和他还一起在茶楼里喝了茶，聊了许多共同话题，没听到他对我的任何一点关切或者怀疑啊。"我明知道办公室里没有朋友，但对于昨日还谈笑风生地要我给他介绍女朋友的男同事，还是有点失落。我明白我们是同僚，而所有同级的彼此都是向上路上的竞争对手，在一家公司内部，职位、薪酬、资源永远都是稀缺资源，除老板之外所有的人时刻都处于竞争状态中，努力为了升职加薪夺资源而彼此争斗，这大概是所有正常公司的正常图景。

5. 我养你

到了新职位后，我的工资只有原来的70%，工作量也比原来少了很多。但因为经常在医院里穿行，即使非常简单的工作也会受到影响，有时候是一些无关紧要的会议无法参加，或者领导需要办某件非常简单的事情，而我却不得不一再推托。我在某一天突然对自己的这种工作状态和生活状态极端不满意。我无数次在上下班的车流高峰中追问自己：我此刻工作的意义是什么？每天早出晚归地干自己不喜欢的工作是为什么？去个医院也得偷偷摸摸地又是为了什么？

　　工作多年，一直做着自己喜欢的工作，我从来没有像如此这样害怕工作日，害怕去工作岗位，看到一些以前由助理打理的工作堆在自己的工作台上和邮箱里时，我甚至感到了厌恶，时刻有砸碎这一切的冲动。

　　在某天晚饭后，我非常正式地问小哇："你觉得我们工作的意义到底是什么？"我记得那天是在一个位于湘江边的西餐厅，餐厅里琴声悠扬，而江面上来来往往的挖沙船却是那样匆匆忙忙。那一刻我脑海中涌出的是司马迁《史记》中的话："天下熙熙，皆为利来；天下攘攘，皆为利往。"我暗笑自己合适地套上了这句名言。

　　对于工作的意义，我想象过小哇的所有回答。人生的意义，工作的意义，旁人说来，永远是那么无趣。而小哇也不是浪漫之人，不会讲大道理，他或许根本无法理解我当时内心里真实的感受，其实他说什么，我都是不会在意的。我不求他能了解我的处境，只希望他能安慰下我，而不是为我任意下结论。

服务员送上我爱吃的水果，小哇帮我将沙拉轻轻地淋在了水果上："你辞职吧，我养你。"

"你说什么？我辞职？不工作啦？"他的回答真是让我惊讶，因为我自始至终都没有与他提过工作上的事，他并不知道十天前我的职位已从部门经理变成了策划师。

"工作是为了让生活更加美好，我俩本来已经过得很美好了，现在所做的事情也是为了让将来的生活更加圆满，所以我希望你辞职，真正享受这个过程，而不是为工作所累。我们读那么多书的意义是什么？是有能力可以选择自己所钟爱的事情，而不是为了一日三餐而委曲求全，"他说，"人生中有许多缘分。比如，这世上这么多男人和女人，为何我俩就遇上，碰巧还都爱对方；比如，那么多工作，我们就是会遇到那样一个公司，大家一起做着共同喜欢的事，让我们每天都很充实快乐，这样的工作我们就该努力去做，如果不是这样，就没有必要去做。缘分一词放到任何地方都适用，我们要信这种力量。比如，男人每个月要排出成千上万的精子，女人每个月也会排出一两个卵子，可终其一生也只会有一个精子与卵子相遇成为我们的孩子，让我们爱这个独一无二的孩子一辈子——既然事实注定如此，那么我们应该珍惜现在所拥有的一切，丢弃所有'无缘分'的，好好享受当下。"

从结婚至今，不管是谈恋爱，还是求婚、结婚，还是人生的许多个重要场合，小哇从未说过一句"我养你"这样的话，连"我爱你"三个字都是在婚礼上被司仪调节现场气氛才结巴说出口的。而在那样一个我情绪无比低落的日子里，我却听到他毫不迟疑地说出了诠释那三个字的生动语言，我甚至都能够感到自己开始哽咽。

在当天下午的会议上，当曾经我的同级、当时我的上司，毫无顾虑地批评我工作拖沓、效率低下时，我就已经下定决心不管小哇说出何种理由我都不会再继续那份工作，我甚至想出了一系列说辞让他来认同我……

想起下午的委屈与此刻的温暖，我的眼泪不自觉地在眼眶中打起转来。

有时候，男人认为，能拴牢一个女人的，必定是爱情，只有爱才能白头偕老，但他们忘记了女人是需要呵护的。享受别人的照顾，享受别人的点滴包容，的确会上瘾，这就是为什么"爱你的"总能打败"你爱的"，我们孤单地来到这个世界，都是为了找到一个人，能对自己好。

而今，我找到了。

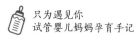

6. 假证风波

当我们身体检查进行了大半的时候，医院开始要求我们备好"三证"，此"三证"为结婚证、身份证以及计划生育证。（注：2013年我们就诊前还需要自行备好"三证"，但随着科技进步，现在去医院就诊的夫妻是否有生育资格，医生在相关网站上都可以查到，而随着国家二胎政策的开放，现在只需要提供两证，即结婚证和身份证。）

依照理解，这些都是小儿科，该是人生所有证件中最易取得的，但最基本最容易的放在特定的环境里竟成了我与小哇抱大胖娃娃的"拦路虎"。

准确地说，这头"猛虎"就是计划生育证。

一般夫妻办理计划生育证，都是在怀孕之后，凭借着有效的医院B超单证明自己正常怀孕即可，但我们与一般夫妻情况不一样，需要凭医院给我们开将进行试管婴儿助孕的证明，有此证明后，男女双方户口所在地的计生部门都会认可此证明并给予配合办理生育证。但我与小哇结婚后并未将户口转到新房所在地的计生办，我的在娘家，他的在单位，我俩都不愿意在自己户口所在地办理，理由只有一个，怕办理人员问长问短，然后蜚短流长。

我不愿意。因为如果我去办理，受理人将是我母亲的邻居，如果她了解了我们的情况，相当于在我父母住的院子里贴了个宣传广告，不出三天，几百个中老年妇女在跳广场舞之前必定交流个遍，到时候我不孕的消息会连小区里磨刀的大爷都知道。

小哇也不愿意。他的计生关系在单位，如果他去办理此证，用他自己的话说，只需半天工夫，他就会在单位红透半边天，整个检察院的QQ群、微信群聊的全都会是他，最后连保安大爷都会关切地告诉他要少喝可乐、少穿牛仔裤。

后来，不知是谁提议我们去办个假证。

小哇没空陪我干这等蠢事，于是我只得找胆大心细的闺蜜喵喵陪同。

大约一周之后，我们拿到了之前所有的检查结果，情况倒是非常好，没有其他再需要进行治疗的项目，签约之后，即可进行下一步，即IVF治疗周期。

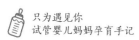

在签约之前，我们在医院的安排下，仔细看了有关试管婴儿手术的宣传片。此片详细解释了何为试管婴儿，治疗风险以及可能带来的其他后果。夫妻双方听课后，必须要值勤医生盖好章后方可进行下一步，这令我想起了二十年前语文老师布置的家庭作业——自认为学好了还不算，还得要父母签字确认才行。在近一小时的听课过程中，每对夫妻都听得非常认真，而我更是对试管婴儿不成功的部分了解得尤为仔细。

在先进的实验室里，试管婴儿的妊娠率（也就是成功率）为40％~50％，即使是美国、英国等发达国家也不例外。现实生活中有多种因素影响试管婴儿的妊娠率：技术因素包括促排卵方案、促排卵药物、实验室质量控制、胚胎培养基类型、技术操作熟练程度、材料的质量、仪器的稳定性等多种因素。一个有针对性的、科学的促排卵方案是至关重要的，这是成功的基础。

同时使用促排卵药物也有学问，之前我一直认为进口的最好，看过宣传片后才明白并非"外来的和尚好念经"，医院里用的药基本上都是国产的。

另外，女方年龄在生育这个问题上至关重要。一般来说，男方即使有五六十岁，对生育能力的影响也不明显。可对于女方来说，随着年龄的增长，生育能力将逐渐下降，35岁后下降明显加快，到绝经期后就完全丧失了生育能力，而且这一过程不可逆转，目前全

6. 假证风波

世界尚无药物可以使女人的生育能力"返老还童"。

当我们按照医院的要求操作，即做完所有的检查项目且取得化验单，在医院听完教育课程且盖章完毕，准备好"三证"后，就终于达到了医院的就诊要求，终于有资格坐在签约室了。

医院统一的签约时间是每周五的下午，夫妻双方均需到场。

在我的记忆中，当天的过程就三个焦点。第一，人非常多。所有夫妻都是满脸期待。如果说这是一场比赛的话，那么之前的所有努力就全都是预赛，只有顺利签约之后，才算进入了决赛。第二，签约的告知书会提前10分钟交给病人，医生会再一次告知病人所有流程与风险，风险写得很详细，连几十万分之几的性命危险都提到了。轮到我们时已经快下班了，忙碌了一天的护士也开始整理手头的收尾工作，我明知手中的证是假的，但忐忑不安的心仍旧希望护士能眼拙点，因为据我整个下午的观察，这些护士的工作速度非常快，停留在证件上的时间几乎就一两秒，我暗自祈祷这一两秒看不出这是个冒牌货。但事与愿违，当我把"三证"毕恭毕敬地递到她的桌上时，护士只远远地瞟了一眼，就把"三证"给扔了回来："假的，不行。"我不想就此被拦在决赛场外，又鼓起勇气弱弱地补了句："是真的。""假的，不行，去办真的来。"第三个焦点，则是在回家的路上，我和小哇一言不发，两个人都压制着心中的怒气。车窗开着，我们任窗外的汽车尾气喷在自己脸上，小哇也不开空调，一股股热浪扑过来，难受极了。

我们从下午1:30开始等待，直到下午4:50进入签约室，近4小时的无限期待只换回了十几个字。"假的，不行。假的，不行，去办真的来。"

任何一对夫妻如果想长长久久，必定有一方在某个时候选择让步，此让步不关乎对错，不在乎形式，有时候甚至于不需要过多的语言。

但在此时，我与小哇都"掉链子"了。

我俩都觉得此事对方去办是天经地义，毫不费力的，而自己去办则如同上天入地一样艰难。在夜里的时候我也想过假如只是我一个人难受倒也罢了，问题是我的父母也会跟着困扰。"原来你家女儿一直不生孩子是不孕啦？""是你女儿的原因还是女婿的原因？""试管婴儿?放在试管里长大?那还是你们的外孙吗？"……

身为女儿没让父母跟着我享福，他们一辈子清清白白没闲话让人议论，可现在居然要因为我而成为"居民楼红人"，让他们日日唉声叹气，这样的结果我是绝不会让其发生的，即使我有多爱小哇、有多想要孩子，可前提假如是要让父母受委屈，我不愿意。

6. 假证风波

小哇接连几天都很忙，晚上有时候我躺下了他才疲惫地回家。其实我都没有睡着，我在幻想着他推推我，让我猜他有什么送给我，然后他从包里掏出一个真正的计划生育证在我眼前晃动，我想我会感动得一塌糊涂，愿意为他做任何事。但，这次小哇没有读懂我的心，或者是他懂了但这次他也不愿意让步，他既不催我也不跟我诉说他去办的难处。而我更是有我坚持的理由，于是突然家里的气氛就变化了。

　　我实在不明白如此小的一件事情小哇却不肯为我着想，我想起当初结婚时他的誓言，此生不论贫穷还是富贵，不论健康还是疾病，他都会陪着我，不论什么样的痛苦忧伤他都帮我分担，无论什么样的无助挫折他都不会放弃……这样看来，男人的承诺就如同一个屁，当时惊天动地，过后苍白无力。

　　每天小哇回到家，我总是装得睡成了一头猪，一句话都不跟他讲，之前在家里对着镜子练习过无数次的台词——"老公，我最亲爱的老公，你去办计划生育证好吗？我怕那边大妈们知道了天天烦扰我娘亲你岳母啊，委屈你了，我一定努力给你生个漂亮的小情人……"——却一句都说不出口。于是，待小哇渐渐有了均匀的呼吸声后，我又恨不得抽自己两耳光。

　　我暗暗骂自己：你这个女人，真是矫情！

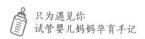

7. 爱与不爱都是事儿

当费了九牛二虎之力自以为聪明地办了个假证，结果被火眼金睛的护士小姐不留情面地扔过来后，那种极度受挫的感觉一直弥漫全身，因为都为了顾及自己的面子，都不愿意承受一点点因为没有办法正常生孩子所带来的困扰，我与小哇冷战了。

我认为，小哇是个男人就应该勇敢担当，可是一件如此小的事情他都不肯站在我的立场替我化解，还谈什么更大的困难呢。

过了段时间，小哇跟我商量此事，我依旧没有妥协，两人情绪很不好。

在这样的情况下，小哇父母没有提前通知说来就来了。

小哇父母明显是带着任务来的。

即使离职，我们也必须有一个月的交接时间，那天，我加了会儿班，然后赶上下雨堵车，回到家时已近晚上8点，我饥肠辘辘，又累得都快要瘫了。公婆笔直地坐在餐桌前等我，饭菜都有些凉了。"小乔，你的工作特别累吗？上班地方这样远，开车都要一个多小时，我看你的样子精神很不好啊。"他们好像挺关心我的，但我明白他们话里有话。

"是啊，哪里有又轻松离家又近赚钱又多的工作呢，我一不闭月羞花，二不学富五车。"我边吃饭边平静地回答，我没有跟他们说自己忙完这个月后将办理离职手续的事，这是我的私事，当时我的父母也不知晓。

"其实我觉得你还不如不上班了，该养好身子生孩子，小哇都多大了，他同学的小孩都上小学了，你是身体有什么问题吧，以前动过手术？我没听小哇说起过啊。"公公吃了一块鱼，认真地啃着骨头。

可是我的心里却一惊，有种一下子被割痛了的感觉。

"……"我有千言万语，却仿佛一句话都说不出。

"是的，女人就该早点生孩子，都30多岁了还不生孩子，我们那边的老人都有意见了，说我们也不管一管。"我婆婆补了一句。

"意思是我不生孩子，你们全家都要责备我了？是不是后悔有我这媳妇了？想换了？"我能够感觉到自己的语气在不自主地上扬。

"我不跟你讨论这事，反正没有孩子不正常。"我公公补充。

"我们已经在准备了。"我不想生气的，我不是什么本质上的坏媳妇。

"古人说，不孝有三，无后为大，现在你就是不孝。"公公说。

……

被激怒的我发挥了自己能说会道的本事，把各种气人的话全部一股脑儿地还给了那两个把我暂时未生孩子说成不孝的老人。可生气本来就是费神的事，我并不因为气了他们而自己好受，那个晚上，我一个人在被子里哭了半天。我不知道为什么我作为一个洁身自爱的女人在生孩子这事上如此艰难，而为什么一个女人不生孩子就会被男方的家庭视为不孝，为何我这样一个独立自强、温柔善良的女人只是因为身体出了一点问题，结果却要被人全盘否定。全部是我自身的原因吗？现在的空气污染如此严重，吃的水果蔬菜、豆腐、肉类都不知道哪个有毒……不孕的原因会有多种，并不是所有不孕的女人都是因为自己混乱的生活引起的，有些确实是因日益变坏的外部环境影响。

我原本想第二天早上再与小哇的父母好好沟通沟通，但早上起来，他们不辞而别了。

远在外地出差的小哇得知他父母在与我争吵后自己买票回了家，他气得疯掉了。而我并不觉得自己有什么大的过错，相反认

7. 爱与不爱都是事儿

为他们说的话确实太伤我的心了。我们两人都觉得自己有理，于是在激烈的电话争吵后小哇第一次说要离婚，我回复，离就离！

在与小哇结婚后，我从未想过有一天会失去他，我相信他也是爱我的，但从那天与他的争吵中我明白了两点：第一，在他的眼中我是个不孝的女人，与这样的女人生活是无比可笑的；第二，我们正好没有孩子，离婚没有太大关系。我不知道他表达的没有孩子，是责怪我这么些年还没有让他拥有自己的孩子，还是庆幸此刻的我们没有伤害到另一个小生命。

我承认自己爱着他，但是就如他所言，在他的眼中父母是永远不会犯错的，错的永远是我们晚辈，这种思想我不认可也无法永久执行。我们还没有孩子，因为我的原因让他不知道是现阶段还是将来永远丧失掉这种最珍贵的情感，那么何苦继续，拖累？有时候正是因为爱，因为实在太不愿意放手却最终得果断放手。

一周后，我们办理了离婚证。

办完证，他"回家"收拾物品。

收拾完东西，小哇转身开门准备走。他平静地问我，还有什么话没。我说没有了。他说，那好，再见。然后他关上门，好像出差去一样。

我不知道门外的那个男人，那个我曾经以为会与我走到白发

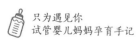

苍苍的男人是否如电影中的一样，在门关上那刻会有伤心得无力靠在墙上的画面，但当我家的门"砰"地关上那一刻，我的泪水再也忍不住夺眶而出，我心痛得无力坐到椅子上，就坐在门边的地毯上不断掐着自己的手，想让身体的痛超越心里的痛。

小哇下楼后在车边站了一会儿，他没有抬头，抽了一支烟，然后驾车离开了。

有时候，我们离开一个人，选择离婚，不是因为没有爱，而是因为对未来太不确定，我们不确定自己能不能够给对方想要的人生，所以我们情愿自己痛也不愿意让其失望，我们能勇敢地说分手正是因为自己无比明白想给真正爱的人什么。

我们理解，所以我们成全。

小哇走后，我看着手机中他的照片，一下子瘫坐在地上，号啕大哭。因为只有此刻我才明白，大声哭出来才能让自己心里舒服一点，才能让自己活下去。

三十多年了，我大约只有在那一刻才明白了痛彻心扉到底是何种感受。

我曾经问真正有智慧的人是如何走出人生阴霾的，有智慧的人说，多走几步。

唉，说了等于没说，就是现在的这几步也走不动啊。

我常常在拿起杯子喝水时，突然间想到什么然后就止不住地流泪。

我常常睡到半夜，伸手一摸，那半边床冰冷，想象着这张床的曾经拥有者如今不知道睡在哪个女人的身旁，想象着他拥抱另一个女人的样子，就心如刀割，然后再也睡不着。

我突然特别喜欢张爱玲写过的话：雨声潺潺，像住在溪边，宁愿天天下雨，以为你是因为下雨而不来。

有人说，如果你控制不好自己的情绪，这种坏情绪可能会影响到你的生活。真是在理，我与小哇离婚就是由最开始那件双方都不肯让步去办理生育证这件小事引起的。我们都不肯去办生育证就是"怕丑"，结果因为这个闹了个更大的丑。但在离婚率如此高的社会有时候会觉得离婚不丑，但生不出孩子却是真的丑。

其实在我与小哇离婚后的第五天，他就打电话给我了。

整个离婚过程横跨了一个为期七天的公共假期。假期期间小哇给我打电话问要不要跟随他们单位同事一起出去度个假，然后说出了一个超级有吸引力的地方。

我一千万个想去，但是镜中的自己怎么看都觉得怪怪的。

离婚后日子过得艰难，于是每过完一天我便会买回一个小公仔来陪伴我。我想等家里被公仔填满后，自己便会忘记小哇吧。

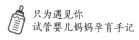

可是在我买到第三十五个公仔那一天，我家洗手间水管半夜漏水，戴着金链子的楼下大叔满脸怒气地找了上来，让我很害怕，可我连家里水表在哪里都不知道，只能联系小哇。

买到第四十个公仔那一天，我突发奇想，我都离婚了，家里的墙纸却还是以前的样子，不行，墙纸得换。"当初你买的墙纸是你喜欢的，我依了你，现在我不喜欢，你得出钱重新贴墙纸。"

买到第四十五个公仔那一天，小哇请我吃饭，他说因为我们家被他们单位评为"五好家庭"奖励了二百块钱，我不信，他发了张图片来，还真是，好吧。

当公仔真的可以填满半个床时，小哇打电话给我，邀请我去谈恋爱时去过的那个酒吧坐坐。而就在当天上午，我的主治医生打电话告知我，之前的检查结果出来后要抓紧时间，不然有些检查结果过了三个月医院将不再认可。这一通电话打得我浑身不是滋味，翻翻厚厚的一叠检查单，想着之前两个人经历的那些难受的日子，真有种不知此时是何年的感触。

我们曾经说过要相伴一生，可是一转眼就走散了。

当天晚上我们没去酒吧而是饭后在江边走了走。

江边全是休息纳凉的家庭，一个四五岁的小女孩在我面前摔倒了，我立马把她扶起来了。"小朋友，你的小裙子好漂亮啊。"我夸奖她。"阿姨，你家的小姑娘呢？"她这一问让我有

47

点懵，"你们没有带她出来玩吗？"小姑娘天真地看着我，我正准备说阿姨还没有宝宝呢，小哇蹲下来说："宝宝还住在阿姨的肚子里呢。"这时候，小姑娘的妈妈走了过来，听到他如此说，以为我怀孕了便微笑着说，父母长得这么漂亮，孩子也一定超级可爱。

好平常的聊天，我的眼眶却红了，小哇牵起了我的手。

他自始至终没有跟我说过一句"对不起"或"我爱你""我想你"之类的话，他也没有对将来的生活做个什么样的规划，我有时候也想问，假如我去做试管婴儿也还是不能拥有自己的孩子呢。但，我终究没有问出口，我觉得这些都已经不重要了。

我爱他，他也爱我，这就够了，孩子是爱的结晶，得有爱，才能有孩子。

四天后，我们去了民政局，民政局的工作人员看着我们还崭新的离婚证问："想好了么？"

我说："想好了。"

小哇说："我也想好了。"

然后，我们结束了我们的单身日子，重新跨入围城。

盖好印章，笑眯眯的阿姨说，你们离婚了六十六天，希望这六十六天让你们明白什么是爱情，什么是婚姻。

从民政局出来，我问小哇："你觉得结婚以后我们两个人在一起最重要的是什么？"

他紧紧握着我的手说："套用知乎上最经典的一句话回答你，以后我就当这婚还没有结。"

7. 爱与不爱都是事儿

8. 秘密

复婚后，我问小哇为何情愿跟我闹翻也不愿去单位计生办，为何情愿在外面租屋住也不愿意在妻子面前做几分退让。他说，以前领导将计生办的女同事介绍给他，但是只私约两次后小哇就觉得不太合适，果断拒绝了女方的多次邀约……小哇认为自己根本没有做错什么，可从此女同事与他在单位里形同陌路。当初牵红线的领导私下告诉小哇此女同事一直把小哇记挂在心头，她到现在都未婚。

他就说了这些，但我真的觉得我已理解了他那未说出口的语言。

我们就是这样，在之前我们曾为了谁去办理这个证件争论半天，但当假证被护士扔回来后，我们除了责怪对方不理解自己外，没有任何一方主动沟通，但其实任何感情问题都不要冷处理，无论家人还是爱人，如果有疑惑就去问，有错误就要承认，你想他就要告诉他，而不要强忍着等对方来化解。

第二天，我回到自己的户口所在地办理了计划生育证。

去之前，小哇陪我去商场买了一枚胸针，我们决定用"糖衣炮弹"堵住大嘴的阿姨。

我去的那天，平时人来人往的计生办办公室居然只有一个工作人员，当她依程序问完相应的问题，看过我提供的材料，便没有多说一个字，甚至没有多抬头看我一眼，整个流程不超过15分钟，我就拿到了真正的计划生育证，而我包中适合40岁以上阿姨的胸针实在也不太适合此位帅气的小女生。她应该是到此岗位不久。

她不认识我。

我好喜欢此种陌生。

想想之前与喵喵花了半天时间和几百块，心惊胆战地办了人生中第一张假证，然后被护士拒绝，又再花一天的时间去办理治疗的手续，真是自作自受。

有些事情，是我们自己的想象将小如白兔的困难放大成了猛虎。

一周后，我顺利签约进入治疗流程，拿到了那本写有"只要有真爱，永远有奇迹"的，全世界仅仅属于我俩的带着我们生命意义的《试管婴儿助孕治疗手册》。

检查的项目进展得超级顺利，我算是一台保养得较好的"机

51

器"，没有什么重大的毛病，输卵管不通最多算是被日积月累的头发丝捣了个乱。

要想生孩子，首先得打针促进排卵。

打促排针，有两种方式，一种是打在肚子上，一种是打在臀部。我先前认识的好几位姐妹都属于后者，即打国产药，可是打在臀部会比打在肚子上痛很多，有些痛感较强的，甚至需要人扶着才能从注射室走出来。据我的观察，这过程的确非常痛苦，好多病友甚至得请人热敷、按摩来缓解疼痛。我都听说有个偏方，是在打完针后，用烧热的白萝卜在疼痛处来回滚动，好多病友的家属此段时间基本上就是买萝卜、烧萝卜、滚萝卜。

看着那些姐妹们一拐一拐地从注射室走出来，轮到我打针时我感觉连自己的肚皮都紧张得收缩起来。不过，打完后我觉得疼痛倒是可以忍受的。

之前我认为医院是根据每个家庭的经济能力选择用药，经济条件相对好些的则用进口药，后来去医院的次数多了，从医生口中得知，经济能力并不是医院考量的标准，医生会根据病人的具体情况，选择最适合的药品。因此，并非国产药效果就会差一点，用对了人、用对了地方，成功也就不远了。

每个人的年龄、身体状况不一样，因此每个人的降调周期都

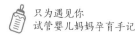

会有所不同，其中分为短方案、长方案或者超长方案。

超长方案适用于子宫内膜异位症病人、多囊卵巢病人、高LH（黄体生成激素）血症病人，因为在促排卵治疗之前医院一般会开出药物治疗，用药周期比较长，所以称为超长方案。

长方案主要适用于卵巢储备功能比较好的患者，月经规律的病人，促排卵治疗的前一周期是从月经第十天开始监测卵泡发育，直至确定排卵日，排卵后一周开始用药物进行垂体降调节，下次月经后开始正式促排卵一直到月经周期的中期取卵。

短方案从月经的一到两天开始进行B超和抽血检查，并在月经的第二到第三天开始使用促排卵药物促进卵泡的发育，并随时B超监测卵泡的生长情况，卵泡的发育后期可能添加药物（通常指拮抗剂）抑制LH水平，直到卵泡发育至18mm以上，结合内分泌结果，最后注射HUG（俗称"夜针"）促进卵泡的成熟。

每个病人需要什么样的治疗方案，并不是根据本人就医的时间来定，而是由医生对病人的整体身体状况进行评定后决定的。我年轻，卵巢功能较好，医生最终决定使用长方案。

长方案是于前一次月经第五天开始服用避孕药以提高卵巢的反应性，同时确保月经准时来潮，并于这次月经第二十一天开始注射一种释放激素激动剂，这种药能有效抑制垂体分泌促性腺激素，用过此种药后下一次月经来潮的第二天早上再次抽血，检查

FSH、LH、E2（雌二醇），看是否达到降调节后的水平。同时通过B超了解卵巢和子宫内膜的情况，大约在月经第三天开始使用促排卵药，基本上第六天开始就会去医院做B超监测卵泡，有时候还会通过频繁抽血来监测。该方案治疗时间按个人情况从一周到半个月不等，药量也根据病人年龄和激素水平而不同，总之在卵泡成熟后就会安排打夜针。

打促排针，基本上都安排在上午8点到12点间进行。建议打针期间清淡饮食，均衡营养，适当补充高蛋白食物。另外，卵泡早期可以有正常的夫妻生活，但一般卵泡较大时建议避免，防止卵巢扭转等风险。而且病人在就诊期间其实不用太计较自己所用的药是便宜还是昂贵，相信医生，严格遵照医嘱，在治疗期间不自行吃其他自认为有作用的药是最重要的。曾有个外地妇女，在治疗过程中偷偷吃婆家给她所谓秘制的补药，结果吃到后面，身体出现了问题，所有努力付之东流。

之前在网上看到有人在降调的时候出现了各种各样不好的症状，但可能因为我心态好，也没觉得自己是个病人，因此整个周期中我没有太多不适。所以，各位准备去做试管婴儿的姐妹们，其实可以放宽心，降调的过程不会给自己的身体带来多大的副作用。

之前有个女性朋友与我有同样的经历，也是在结婚若干年后没有怀孕。当有一次与她聊起我可能去做试管婴儿时，她提醒我千万不要去，告诉我自己的身体将会经受怎么样的折磨，如果第一次不成功可能以后就别想再怀孩子了。但我仍旧坚定了自己的想法，果断选择了试管婴儿。在之后的两年中，我治疗，怀孕，带孩子，与她也断了联系。近期，我突然接到她的电话，其实看到已经一年多没有联系的朋友名字出现在手机屏幕上，不用接听电话，我就知道她必定是怀孕了。没错，当初告诉我做试管婴儿不好的朋友自己也通过此种方式怀上了孩子，且已经快四个月了。

朗达·拜恩在《秘密》里说，境随心转，我们经历的每件事，遇到的每个人都取决于我们的内在，世界上没有比我们的内在更宏大的系统。你的人生就是内在的一种反映，而你的内在始终是由自己控制的。

9. 么么哒的传说

每个人的一生都会有一些专属于自己的号码，身份证号、学籍号、毕业证号、结婚证号……而每位去医院做试管婴儿的夫妻还有属于自己的一个专属"就诊号"，有了此号码，在治疗过程的任何阶段我们都将不再需要带上任何资料，因为所有的情况都在属于我们的那个号码下存储着。

接待我们的是个戴眼镜的博士。

她根据我们的情况制定了详细的治疗计划，并让我们签署了知情同意书。通过此次交流，我们了解到进入IVF周期后，主要分为以下几步：第一，使用降调节药物；第二，药物促排，监测卵泡；第三，HCG注射；第四，取卵，移植；最后，通过抽血检查确定是否妊娠。

降调药物的使用就是要避免女性自发排卵，反而要促进多

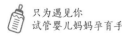

排卵，使多个卵子同步发育。每一个青春期的女性体内会有20万~40万个卵泡，随着发育成熟，女性就会开始有排卵，基本上每个月只有一个成熟的卵子。伴随着卵子成长的还有上千个卵泡，这些卵泡大部分实力不够强劲，最终可能"一江春水向东流"。而那些实力最强的卵，她们身材圆润，面容姣好，其中一个有一天与一个厉害的"蝌蚪哥"相遇后就会相亲相爱地在女性的子宫内住下来，最后成为我们的小宝贝。

因为不用上班，我把全身心的精力都花在生孩子的"伟大"项目上，再不用计算着如何平衡两者的关系，因此心情也舒畅。

每天早晨，我准时起床、晨跑、吃早餐，再到医院打降调针，然后自己煲汤做饭，下午有时去楼下的瑜伽馆锻炼身体，有时在家看看书，内心无比充实。在这之前，我和小哇从没有坐在餐桌上共用早餐的经历，我们总是匆匆忙忙。偶尔也散步，但总是不可避免地谈到当天的工作，我们总是在谈得与失，谈前进与后退，谈竞争与保守，即使路边的蔷薇将枝叶伸到了我们面前，我们也视若无睹，一伸手就将夏夜的情意拂去了。生活中你得到一些东西自然也会失去一些东西，而失去了一些东西自然也能得到一些意外之喜。小哇说我的皮肤状态好了，笑容也多了，说话的语气和语速都变得与之前的我不一样了，他说我现在的状态才真的贴合之前的QQ昵称：温婉的白玉兰。

到了人生中某个不那么顺意的阶段，恍然明白并能够时刻保持心情愉悦，是一种境界。

在某天打降调针时，一位美女映入我眼帘。

在这样的地方，只要有一方开口，根本不用担心没有话题聊。所以也不知谁起了头，我和她聊各自的治疗情况、感受，最后聊到项链、鞋子的品牌，竟有相见恨晚之感。我俩不仅同一年出生，而且是校友，更重要的是两人之前的不孕经历几乎一模一样。

在一堆病友里，她不引人注目都难，头发挑染成时尚的红色，穿着欧美风的衣服，戴着稍稍有点夸张的手镯，更重要的是她笑点极低。有些事情我明明说得很认真，可是她却能找到笑点，"哈哈哈"的笑声经常引起周围人都看我俩。她的口头禅是"我去，真是醉了，么么哒"。有时候我真的怀疑她不是真正的病人，而是到医院卧底的记者。作为一个自认为心态较好的80后，我实在想不通她何以天天在医院这种气压超低的地方都可以喜笑颜开，跟人说话明明前一句还是女汉子模样，可是话语结束时却毫不突兀地加一句"么么哒"，然后给你一个萌萌的笑脸。我感觉她就是一个完美的人设，这样的女孩子该是家境优越，家庭幸福，朋友遍地都是的，她真的不像是个病人。她的姓名共有四个字，其中三个都是生僻字，我嫌那样叫着累，便称呼她为

"么么哒"。

　　么么哒的家境较好，她即使什么都不干也可以过得有滋有味，可她在24岁时谈恋爱了，而且对象是属于那种真正一无所有的。她的家人不同意，父母给她准备的新房也收回了，她便打了三份工来赚钱。三年"抗战"，家人最终对这个"吃了迷药"的倔女儿心疼了，于是她和她老公简单办了婚礼。么么哒说她当时觉得特别幸福，总感觉会这样一直幸福下去，可是成了老公的那个男人因为工作没有任何进展，索性辞职在家打牌、玩游戏、炒股。而这个时候她发现自己居然不能怀孕，慢慢地两人之间原本浓稠如蜜的感情也开始淡如白水。

　　么么哒的老公在得知她不能正常怀孕后，顿觉在家中的地位高了一截，好像俩人都扯平了。"我没有为你赚到钱，你也没有为我生孩子"，慢慢地也有了些过分的言语。

　　我看着家属等候区那个近十年没工作却浑身名牌的男人莫名生气，说："这样的男人也值得你为他受苦受难生孩子？"么么哒小姐朝我扮了个鬼脸："亲，小声点啦，么么哒。"

　　经历一段时间的吃药与打针后，我与么么哒都感觉身体明显有了变化。有时会觉得双腿发软、肚子凉凉的，好像例假就要来的感觉，有时会觉得左腹或者右腹微痛，也就是左、右卵巢的位

9. 么么哒的传说

置。后来一问医生，她告诉我们这些都是正常现象，都是药物调整了自身的激素水平导致的。

那段时间与她共同进行治疗，我们感情如姐妹般融洽。她因为边服用妈富隆边进行其他治疗，所以特别容易饥饿，经常上午还不到11点，她就开始喊饿了，但有时候随便吃个面包也会导致局部皮肤过敏。特别是降调进行到中段，经常是这一小片、那一小片地出现发红的小疹子，虽然面积不大，也就拇指肚大小，但非常痒。可再痒她也不愿意用药，哪怕医生说不会影响到怀孕，她也固执地不肯使用任何药物，情愿自己挠出一道道红血印。

两个月后，么么哒被查出怀孕了，她高兴得觉得中了头奖一般。我弱弱地问了她一句："你老公现在对你如何？"她说："还行吧。"我说："以你的条件完全可以找到更好的男人呀。"她说："其实，我不一定要等他，但是等到了，就再也等不了别人了。"

么么哒的住所离我很远，我们各自怀孕后都是安心在家里养胎再也没有见过面。

大约两年半后的一天，我接到么么哒的电话邀约，原来她开了一家咖啡馆，可以阅读、喝咖啡，还有各种好吃的甜品，只是店名跟我想象的风格不一样——滚滚红尘。

她的样子较两年前明显有了变化，眼神更柔和，衣着也不再

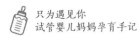

夸张，头发黑亮亮的，说话语速减慢了几分，但依然爱笑。

"现在是妻唱夫随？"我喝着她榨的新鲜果汁。

"离了，孩子七个月就离了，"么么哒抿着嘴唇笑了一下，"他出轨。"

"我原来跟你说过，我不是等不了别人，但既然选择了等他我就等不了别人了，当时觉得自己特专情，但这句话只适合放在我女儿出生前，女儿出生后，我才发现孩子才是我最终要等的人。"

回家的路上我不断翻看着她发给我的照片，么么哒的女儿很漂亮，圆溜溜的眼睛，卷卷的头发，像个洋娃娃一样可爱。没错，如今的她与我一样也成了炫娃狂魔，我已经完全忘记了这个可爱的女孩没有爸爸宠爱，但一点也不觉得遗憾。或许真正有智慧的女人就是在明白当一切都离去时还能平静地享受生活，能爱自己，爱值得爱的所有事物。

么么哒的店离我家并不远，我一有时间便跑到她那里去看书消磨时光。去得多了，竟发现店里经常也坐着一个年轻男人，戴着眼镜，斯斯文文，总是选在靠窗的位置上安静看书，我直接问么么哒那个男人是谁，她悄悄在我耳边说，可能是小迷弟吧。

么么哒与小迷弟一直以朋友之名交往着，他比她小两岁，她说不能再冒险了，她的女儿得找个好爸爸。

三个月后，他们结婚了。在他们的婚礼上我红了眼圈。么么哒穿着白色的低胸婚纱，感觉时光就不曾记得她的存在，婚台上的他们牵着手互相凝望着对方，而我们则从司仪那里听了个趣事。

两个月前某一天，么么哒带着闺蜜与女儿外出，结果当时因为车辆在行驶过程中爆胎，与另一辆车相撞，造成么么哒的汽车整个都翻了过来，车子短路起火，酿成非常严重的交通事故。闺蜜第一时间打电话给了小迷弟，当他看到么么哒的车子翻转起火，抱着在场的交警跪地痛哭："交警大哥，您一定要救救我的老婆孩子呀，她们都在车里，我的女儿还不到3岁啊，求你们一定要救她们……"

最后，么么哒的手臂骨折，女儿仅受了点轻伤……当医院那一头的么么哒看到好友发来的小视频时，她的泪水决堤。

曾经听过一个老法师讲经，他讲的其他话语我几乎全部忘记，但有八个字我却永记心间："万法皆空，因果不空。"或许只要你真心诚意地去种下你的因，那么即使某一天燃烧了一辆车，断掉了一个臂膀，这也只是老天要成全你的一个果。

10. 那些你必须要了解的取卵知识

进入试管婴儿周期后，我的生活开始非常有规律了，每天会按时起床，按时用餐，严格按照医院安排的时间进行自己的各项治疗，我像是回到了高三的青葱岁月，每天都在台历上算着日子。

我跟小哇从未一起锻炼过，可在某天一大早，他摇醒了睡得正香的我："起床！从今天开始我们晨跑吧。"

我眯着眼看着窗外微微的亮光，极不情愿。可小哇不知道是受了什么刺激，下定了决心要开始晨练。于是每天6点不到，家里的灯全被打开，床上的枕头被子也全消失，我被他逼得没有办法只得起床下楼晨跑。

因为有了他的每日督促，我们俩倒是轻松地坚持了下来。坚持晨跑明显的好处之一是，身体感应到了我的规律，我每天早晨起来准时上"大号"了。

因为打促排针有时间要求，医院里负责打针的科室上班时间都比其他科室的早，我有时候早起，认为7点赶到已经很早了，但是等候处早就有众多姐妹排在了前面。

打针的人多，在楼下进行阴道B超检查的人更多。我询问医生，还没有怀孕怎么就开始做B超。她说，做B超检查主要是观察卵泡发育的数量、大小及子宫内膜发育情况，做完B超检查，还需抽血化验激素水平的变化，如雌激素、黄体生成素、孕酮、泌乳素等激素的变化情况。

当促排针打到一定阶段，卵泡发育到比较成熟时，就会打绒毛膜促性腺激素针，在打完这个针后36小时左右一定要取卵，否则卵泡就会排出，因此打这针一般安排在晚上，俗称为"打夜针"。

当我零点过五分赶到医院时，第一次感受到了医院宁静的美好。停车不用排队，坐电梯不用排队，医院广告牌上可爱的小宝宝甜甜地笑着，无比可爱，好像过了今晚他们就将自己蹦跳着跑入你的腹中。

打夜针在医院的十一楼，几个穿着粉红色护士服的护士正在忙碌着。平时的医院到哪里都是人，每个医护人员的时间好像是以秒钟计算着，而此刻，病人不多，护士不多，她们的动作速度比平时慢了三分，说话也是轻轻的，连医院的空气也好像含氧量

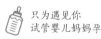

高一些，淡淡的消毒药水也闻着舒服。

虽然已经对打夜针的具体作用有了大概了解，但为了分散痛感，我依然问了一下护士估计已经回答了N遍的问题，专业的回答如此：打夜针是让现已长大的卵泡成熟，使颗粒细胞松散，以便一天半后更易取卵，也能获得更多更优质的卵泡。在打完针后，我从护士处拿到了一张医院开出的取卵移植注意事项通知单。

注意事项通知单明确规定了以下几点：

1. 手术前8小时禁食、禁饮，取卵术前夫妻必须在住所自己清洗好肛周与外阴。

2. 取卵日需与丈夫一同前往，需携带好结婚证原件、身份证原件（如有证件不全的一定要在手术前补全，否则将不能进行手术）。自备早餐，以便术后进食。

3. 取卵日请穿宽松的长款内衣裤，并自备干净内裤入抹洗室，以便抹洗更换，如抹后解大便的，需重新去抹洗室抹洗。

4. 阴道抹洗前必须排空大小便。

5. 手术后需在休息室观察半小时，如无头晕或其他不适可下床活动并可适当进食，如果有特殊不适或特别困难需告知医务人员，们职病心请们病房，骅们具体支持药物。

6. 手术后会有轻微头痛、头晕、恶心、腹胀、腹痛，阴道有少量咖啡色血块，一般不需要处理。

7. 手术后要多饮水、多排尿。饮食宜清淡，避免剧烈活动。

8. 不住院的病人取卵后如有进行性加重的腹痛、腹胀、头晕无力，流鲜血，血尿等，要及时告知医生。

医院交给我们的注意事项通知单非常详细，我与小哇看了一遍又一遍。此生还从未做过麻醉手术，而明天我将要体验这种"睡着了"的感觉。

此时已经接近晚秋，夜晚打开车窗后，吹过来的风已有了三分凉意，但我与小哇的心中皆充满喜悦。凌晨的街道被昏黄的灯光静静地照着，路上没有多少车辆，也没有了那股子喧嚣的劲，城市的厚重气息被几栋明清建筑折射到了空气中。

医院给我们约定的日子是10月22日。

10月22日那天，我们在闹钟响之前就已经起床，因在手术前8小时需要禁食，所以尽管我嘴巴干得不行还是连水都不能喝一口。为了避免寻找车位耽误时间，这次我们选择了出租车出行，我的包里也准备了酸奶、巧克力、饼干、干果之类的东西，以便手术后可以立马有食物补充能量。

当我将所有准备工作做好，拿着相关证件来到三楼手术室时，已经接近中午了，但手术室外的等候区域还是被人围得水泄不通，病人实在是太多了。

看着在我之前进行抹洗的同胞一个个进了手术室，我的心也跟着紧张起来，我不知道手术室里是什么样子，不知道接下来医生要如何将我的卵泡取出来，也不知道我会经历多大的病痛，总之，身体也跟着抖动起来。

小哇感受到了我的紧张，但他也只能一遍遍地说"别怕别怕"之类的话，我想，他的内心也害怕吧。

在熙熙攘攘的等候大厅，看着一个个跟我同病相怜的病友，我很难不情绪低落，心中的思虑越来越多：为什么女人与生俱来的生养孩子的能力我们却需要通过遭受如此多的苦难才能得到？难道我们上辈子做了什么不该做的事情？难道这辈子不够善良？为什么别的女人的卵子与精子相遇的那一刻是如此美妙，而我们却需要通过麻醉药、手术刀才能让它们相遇呢？难道是因为我们这些女人不爱惜自己吗？还是因为这可怕的环境污染、空气污染以及各种各样躲都躲不掉的食品安全问题……

大约等了半个小时，我终于听到了自己的名字。

手术室门内有一条长长的过道，过道左边是一个大休息室，休息室内的病床上或躺或坐着一些女性，看样子都非常虚弱。我们在过道右边换好鞋后，坐在旁边的座位上等候。与外面的喧闹不同，这里仿佛是另一个世界，区域传不出任何一点声音，实在是太安静了。

我排在最后一个，在进门时医生已经详细检查过我的身份证、结婚证、生育证以及另一科室开出的取卵证明。此刻我手上什么东西也没有，唯有严肃地坐着，看着一个个病友躺在病床上一动不动地被护士推出来。

当叫到我的名字时，我有意看了下时间，正好下午1点了。

从过道走进手术室，发现这儿就像一个大型研究室，靠墙的地方摆满了仪器。正中间有个病床，床周围也摆满了医用设备。一个穿着深绿色手术服，戴着口罩的男医生在忙碌，他抬头只看了我一眼，便马上低头忙自己的了。"把裤子脱了，用那块白床单把下半身包一下。"我实在是感觉尴尬，但想起自己此刻是来治病的，何况之前的姐妹们每个人都是如此经历过，也就顾不得羞涩，趁他背对着自己的间隙，快速把自己裹了起来。

"过来吧，躺到床上。"手术室后面还有一个房间，里面的女医生在说话，而外面的房间只有我与这名男医生，安静紧张的气氛令我无法思考，只知道乖乖地躺到床上才是最正确的。

我躺到手术台上，抬头看着头顶上的无影灯，只感觉一阵头晕。男医生又再次核对了我与小哇的姓名，然后将一根针管插入了我的血管，原来他是麻醉师。

我是下午1点进的手术室，当我完全醒来时，已经过了45分钟。我只记得自己非常口渴，不断地说："我想喝水，我想喝水。"当我迷迷糊糊醒来时，发现手术室的护士帮我调整了病床，并让我喝了一大杯温水。

大休息室内，有些病友已经坐了起来，而我则感觉迷迷糊糊的，不知身在何处。随着时间一秒一秒地过去，看着不断有"睡着了"的病友被医生推入这个休息室，听着其他病友的谈话，我才知道自己已经取完卵了。

我的心中一阵喜，原来这么快就结束了，没有想象中那样可怕，虽然有些轻微的腹痛，身体也没有什么力气，但毕竟这道坎平安地过了。

我看着床头摆放着的早晨带过来的食品，顿觉饥肠辘辘。

吃了点东西，力气也多了一分，因不断有新的病友被推进来，护士便催促已经恢复得差不多的病人离开，我也不愿在此多逗留，立马下床出了术后休息室。

当我推开门，发现外面的人比进来时还要多。我本以为需要在人群中找寻小哇，但没想到，小哇就站在门口最显眼的位置。想着我在里面手术台上时他在这站着，我在病床上等候醒来时他也呆呆地在此等候。可能是因为刚经历了一场手术，内心软弱，当我的身体靠着他那一刻，便觉得不痛了。上手术台时我没有流泪，此刻却眼睛红了。

在女方取完卵后，男方便被通知去取精子。

当医生叫到小哇的名字时，我嘱咐他："一定要顺利哦。"小哇雄赳赳地走了。我暗想，老天对男人也太好了，女人取卵多少道坎，可是男人……唉，不公平啊不公平。我正在暗想最好还是生个小男宝时，才十几分钟工夫，小哇居然就回来了，说是"精子质量不达标"。我愣了一下："骗我玩？"他严肃地回答："是真的。"我一下子就感觉好不容易恢复的元气又泄漏了，没搞错吧，之前检查全都是正常的，怎么到了这个关键时刻他居然……唉。

其实我的内心是有怒气的，想想自己之前遭受了多少罪才等来今天，马上就可以见成果了，却没想到，在他那里又出了问题，老天真是会折腾人啊。但考虑到小哇表面上笑眯眯像没事人一样，但心里说不定也跟我一样难受，便压制住了自己的不悦，强挤了个笑容出来："那医生说怎么办呢？"

"医生说，让我过半小时再去一次。"小哇平静地告诉我。

我没有再问如果还是不达标该怎么办，也没有问这一次的精子活动度有多少，是只差一点点呢，还是差得远，也没有想之后该怎么办。外面的人太多，连找到个座位都是极其幸运的事情，何况也就是半小时，也容不得我们多想。

半小时后，小哇笑眯眯地出来了，我问他怎么样，他挺开心

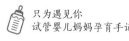

地告诉我说，这一次达标了。我也轻吁了口气。

"我们至少半个月没在一起了，怎么第一次会不达标呢？之前的检查都是正常的啊。"我十分不解，心里总想着，是不是第一次的质量应该更好。

"你又强迫症犯了吧，总觉得第一次的更完美，"小哇还真是了解我，"不要再想了，我问了医生，他说我这种情况在很多男性身上都会发生，因为第一次可能太紧张了，并不是精子本身的质量不行。"

在回家的车上，我与小哇没有再谈论此话题。看着窗外一对对情侣牵着手散步，我想，正常的夫妻生育孩子就像现在的情侣，是一个男性用尽全力去追逐心仪的女子，而通过试管婴儿技术生下的孩子则像旧社会由双方父母或者媒妁之言做主结亲的产物。自由恋爱固然令人向往，但像我的父母亲结合是由外公外婆爷爷奶奶做的主，如今很幸福，这样子也没什么不好。

11. 从花田到花盆的过程

按照治疗疗程，一般都是女性在取完卵次日去医院进行B超检查，观察阴道是否还有流血现象，另外也需要知晓所取卵子的情况，其质量好坏与数量等，决定了接下来的受孕过程是否顺利，这就如鱼塘里年尾能否有好收成取决于年初放的鱼苗的质量好坏，虽不是绝对的，但其重要性不言而喻。

在我排队等待在导诊台拿自己的病历本去了解自己的取卵情况时，前面一个老年妇女却在忙着找护士办理退费。排在后边的人都很好奇，一般只有进了试管婴儿周期的病友才需预交试管婴儿的费用，怎么此刻退费呢？这个妇女见有人问，脸上一下子笑开了花："我女儿本来是准备这个月来做试管（婴儿）的，前期的各项检查都做了，可前几天一检查，居然自己怀上了。我们都不信，马上带她去医院看了，是真的呀。观音菩萨心肠好呀，没让我女儿来遭罪，自己怀上了，多好啊……"本来周围排满了人，乱哄哄的，但此刻，听她一说完，大家竟然全部都闭上了嘴。多么幸福的女人，我想如果老人嘴里的那个女儿是自己，我妈妈的嘴一定笑得更宽。

大部分与我同期取卵的姐妹在导诊台就知道了自己所取卵泡的情况，轮到我时，护士却要求我去另一间办公室找医生，我心里一紧，一种不好的预感侵袭而来。

我说明了来意，将自己的病历本递过去，医生便递给我一份资料，我接过一看，心里凉了半截。按照人的正常情况，一个女人一次例假后只会排出一个优势卵子，只有5%~10%的可能排两个，但在医院药物的干预下，一般都会排8~12个优势卵子，这是正常现象，8~12个卵子经过受精后，可能会有4~8个受精卵。如果单次移植两个至体内，即使不成功，还是有多的胚胎可以使用，再做一次移植就是了，但我的通知单上取卵个数却只有4个，属比较少的那一类了。一旁的医生见我的表情有些异样，便安慰我："你只不过是想生一个孩子，现在有4个，只要其中一个成功就可以了。"我没有说话，低着头在桌上把字给签了，我的名字签得又丑又弱。

在下楼的电梯里，正好遇到了上次在同一个手术室取卵的病友，她们有些取了12个，有些取了15个，最少的一个也有8个。我低头不语，难过万分，觉得刚到起跑线上自己便输了。

回到家，小哇系着围裙正在煮鱼，桌上已经炒好了几个我爱吃的菜。但此刻，我实在无法专心品尝他为我特意准备的菜，我甚至都不想坐到餐桌前，只想关上门，倒到床上睡觉。

小哇看到我懒散的样子，问我怎么回事，我不想徒增他的烦恼，故意说累了。看他兴致很好的样子我心里更加难过。如果小哇知道我只取了4个成熟的卵子出来，他会作何感想，是不是立马也会感觉有些泄气？如果他将此消息告知他的父母，两老是不是会一个晚上都为此事翻来覆去睡不着？

我是10月22日做的取卵手术，10月25日医生就约我们进行移植前的谈话了。当接到医院的通知时，小哇既紧张又兴奋，一路上不断地做出各种设想，而我则比他要冷静得多，兴奋也少一些。我生怕待会儿到了医院，医生给予我们的是当头一棒："4个卵子一个也没有配成功。"头一天晚上我已经想象过数次假如今天从医生的嘴里说出这句话来时，小哇会有多悲伤。休息了近三个月，这个医院我都不知道来了多少遍，不知道在每个科室门口花了多少时间排队，做了多少检查，注射了多少次针，可末了却说不定要从头开始，之前的所有努力全部都可能白费了，一想到这我就不寒而栗，一个晚上翻来覆去睡不着。天亮时我还下了个决心：如果这次不成功，我还给自己一次机会，假如两次都不能生孩子，那我一定要主动提出离婚，一定，不管小哇同不同意。

医院三楼的移植谈话室很多人，大部分夫妻在长长的走廊上静静地站着，大部分从移植室出来的夫妻脸上都带着笑容，但是偶尔也有几对夫妻出了移植室就躲到人少的安全通道里哭泣，我在心中默念着无数次的"保佑，保佑"后，终于听到了自己的名字。

"你们取卵的情况不理想，只有4枚，但质量都还是可以的，配成了4个非常好的A级8细胞胚胎，女方的年龄低于35岁，我们会在这4个胚胎中选取2个最优质的植入你的体内，其他2枚我们会保管六个月。"

在谈话室，医生交给我们一份黄色的《胚胎冷冻、解冻及移植知情同意书》。在此知情书中我明确自己共有4个优质的胚胎，其中2个将在第二天移植到我的体内，另外2个将采用低温保存技术保存。低温保存的目的是为了在以后如需再次协助治疗，周期中不需再诱发排卵，仅通过移植复苏胚胎而获得妊娠，这样不仅可以节省费用，还可以最大限度地利用胚胎。

只有4个卵子，现在居然全部配对成功，这简直就是给我打了一针兴奋剂。医生见我们的心情不错，也安慰我们，你们走到今天这一步很不容易，回去后做先生的要更体贴爱人，女方不要给予自己太大的压力，在紧张的情况下肾上腺会分泌一种激素而产生对胚胎的毒害作用，所以保持好的情绪对怀孕的影响是非常大的，另外要多补充些蛋白质高、易消化的食物，如鱼、虾等，也要多补充水果、蔬菜等。

同一间办公室内我们情况是好的，但旁边的一对夫妻却没有这样的好运气，他们已经是第二次了，第一次取了3个卵子，但全部配对失败，这次虽然取了5个卵子，但最终胚胎却只配成了一个B级的，也就是说这次他们移植的成功率必须是百分之百的，不然一切都得从头开始。看着丈夫挽着妻子的手，故作轻松让她不要着急，我心中生出一股感动，什么是患难与共，这便是了。

在接下来的几天，我都尽量让自己保持着愉快的心情。母亲为了更好地照顾我，特意搬过来与我一同居住。每天晚上她都要打来热水让我泡脚，水一定要没过小腿，每次一定要30分钟。每天晚上除了按时服用医院开出的药物外，她还变着法子给我做各种营养美味的食物。为了保证我吃下去的每一样东西不会对我的身体产生不好的作用，她都提前让小哇在网上查询好再端到我的面前来。晚上也不许我们熬夜看电视，一到时间就敲门要求我们关灯睡觉，即使是看看手机、杂志也不被批准。我感觉自己每日过得像个女王一样。

移植胚胎，在病人心里是非常重要的一环，它是个大手术，但实际上操作的时候没有什么太痛苦的感觉。一切进行得顺利，我在移植完后不到3小时，就回到了自己的家中，共同跟我回家的还有一张被移植的胚胎的图片。图片上记录着我与小哇的名字、移植胚胎的时间和类型，而图片正中是两个如花朵般的图案，一个由6个小圆圈组成，另一个由7个小圆圈组成，在图案的周围还有一圈带着黑白细点的小光圈，虽是黑白的，但很柔和很美。

一路上风和日丽。小哇车子开得平稳，以始终小于40码的速度前行。我则始终盯着这张胚胎图片看着，似乎看着看着就可以看到一个小孩子的脸来。

在进行移植前，我签署了移植同意书，此同意书告知了我们三个关键信息：第一，由于精子和卵子本身的异常可能导致受精失败或胚胎停止发育而造成无移植胚胎，或者胚胎质量差而放弃移植；第二，植入的胚胎并不是越多越好，如果超过2个，则要做减胎术，但减胎术有引发流产、出血、感染的可能性，并且还不一定能保证成功，另外就是成功了也不代表另外2个胚胎能继续妊娠，是百分之百优秀的胚胎；第三，此体外受精胚胎移植术也有可能引起相关的妊娠与分娩并发症，如宫外孕、葡萄胎等。

但做任何事情都有风险，现在实在不想去纠结这中间的风险，严格按照医嘱，一切顺其自然，心情平静就是我们此刻可以做的所有努力。

　　在医院陪我做移植手术前，母亲已从病友那里了解了非常多的护理常识：移植后的前48小时一定要卧床，平躺更有利于胚胎着床，除了上洗手间外平时都要睡在床上，如果斜靠着床，身子抬起的角度也不能高于45度；要少喝水，不要频繁地上卫生间；在饮食方面要少吃寒凉和退火的东西；另外什么伸懒腰、踮脚尖、弯腰拾物等动作最好是远离。

　　特殊情况发生在了移植后的第四天。

　　这天早晨起来，我发现裤子上有一点点深色的血印，我立马联想到是不是有流产现象。小哇一听也很着急，马上送我去往医院。

　　接待我的是一个护士。当她了解到我流的仅是少量的深咖啡色血，而且除此之外并没有哪里不舒服，也没有其他的异常情况后，护士便说："回家休息吧，你这是正常现象，不要自己吓自己，自己乱找感觉，在家里想干什么都可以的。"整个过程不足5分钟，还没有轮到我开口说话，她便接待下一位病人了。

　　折腾了一上午，最后就医时间仅5分钟，小哇没有丝毫不悦，在下楼时，他像个准爸爸一样护在我的身前，开着玩笑说："才四天的小宝宝，你好吗？你妈妈今天被你吓了一跳呀。"

在车上小哇不停地跟我说着关于有小宝宝后的一些设想，我静静地在一边听着，感受到了无边的美好。就如一本书上所说，我们要相信这世间一定有人过着我们想要的生活，轻松、闲适、美好、圆满，而此刻我更相信我想要的生活就在前方不远处朝我用力挥手，直等我们一家人与它会师。

12. 种子冒芽了

再强大的女人似乎都需要一种自己也说不上来的东西，那东西不影响我们吃饭睡觉，不影响我们工作逛街，但就是如信仰般必须存在。那东西便是潜在骨子里的安全感，这种安全感决定了我们自己的幸福值。

以前我觉得安全感是爱人秒回的信息，是不管什么时候只需一召唤便会立马出现的爱人，是过马路时永远选择站在靠车道那一旁的肩膀，可自从移植后，我的安全感便来自于每日情绪平稳，腹部没有不适，裤子上没有血流的印迹。

接下来的时间，我每天就是看些轻松的书籍，听些欢快的音乐，我只想让自己心理状态保持平静，就像小哇说的，我此刻不允许悲春伤秋。除了按医嘱服用一些药外，我跟家人吃的是几乎一样的饭菜，没有什么异样，但走路仍然是平缓的。有时以这种缓慢的速度行走时我想，等这个阶段过去，下一个阶段应该是在我成为老太太的时候了，想想此刻我肚中的小生命还是那么脆弱，可到了那时候，世界将会是怎么样？那时候的医疗水平是否更高？对待困扰女人的这种疾病是不是会有更科学的解决方法？或许那时候男人也可以生孩子？我只这么一想便觉得笑容会自己从嘴角爬出来。

其实在这期间肚子没有一点感觉是骗人的，经历了这么久的治疗，无数的药物进入自己的身体，总是会有些不适的，我有时候甚至都觉得有针刺一般的感受，嘴巴里也苦苦涩涩的。幸好我不是一个人待着，家人多，母亲人缘也好，经常会有附近的大婶上门来找母亲聊天，有时候听她们一聊，跟着说说笑笑，也就没有去在乎那一点点小小的不适了，不知不觉间一天也很容易度过。

做过试管婴儿的人都明白，从移植到第十四天，这段时间对于我们就如急切想看到日出，但又必须爬陡坡的感觉，越往后我们越急切。但又害怕辛苦爬上去了却没有日出可看，迎接我们的居然是狂风暴雨，故每一日都是煎熬。

到第七天的时候，我的心开始蠢蠢欲动了，每次看到早早孕试纸都想拆开一张去试一试。

81

第八天早晨，我到底是没忍住。

在医院的时候常有医生和病友告诫不要急于去测试，以免影响心情，但第八天，我感觉肚子也不痛了，天气又很好，外面喜鹊叫个不停，莫非是有好事情？我拿着试纸在卫生间里摆弄了半天，但遗憾的是仍然只看到一条红线——明知不能测，也明知有可能测的结果不正确，但那一条红线确实让我的世界阴暗下来。之后的几天内我对任何食物都失去了胃口，想想自己之前做的那些努力现在都要白费了，心中的紧张与失望让我对任何事情都没有了念想，我感觉自己的心都缺了一角。

之后我就再也不敢去测，真是害怕再被当头一棒打晕，于是决定严格按照医生的交待，即使迎接失败也一定要等到该来的那一天。

第十天，我拿着试纸进卫生间，但强忍着，没测。

第十二天，我拿着试纸进卫生间，把试纸都开了封，没测。

第十三天，我拿着试纸进卫生间，把试纸开了封，晨尿也接好了，没测。

接连几天，想知道结果的欲望吞噬着我，我需要强大的意志力才能抵抗得了那种把试纸放入尿杯中的冲动。

到了第十三天深夜，我迟迟睡不着，想象着几小时后就将

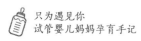

只为遇见你
试管婴儿妈妈孕育手记

82

知道结果，在床上也不敢像之前那样随意翻动。书上说早孕反应会有恶心、乳房胀痛、胃口不好等，但我什么感觉也没有，于是在叹息与失落感中辗转反侧，一夜未眠。第二天，我因为睡得不好，5点便起床了。

已经到了医生交待的可以测试的日子，我立马拿了试纸冲往卫生间。

此生能记住的清晨不多，但那个早晨我相信纵使时光让我慢慢老去，也将被我永刻心头。

那个深秋的早晨，窗外下起小雨，感觉有点冷。前夜，母亲怕我着凉，帮我把房间的窗户关好，早晨起床后推开，只感觉外面还是漆黑一团，微雨中夹着雾气的特殊味道让整个鼻子都润润的。

在等待试纸结果的这5分钟里，我能感觉到自己的心跳声，也不知该形容时间是那么快还是那样缓，结果，试纸显示有两条红线。我有点激动，又测了一次，还是两条。有那么一瞬间，我敲自己的头害怕是在做梦，我把卫生间的浴霸全打开，五个大大的灯泡照得地板上一根小头发丝都看得清，没错，是两条红线，但我仍坐在卫生间拿着满满的一试杯尿液发呆，难道真怀孕了？

正好父亲起床，看到我发着呆端着满满的一试杯尿液站在门口，问："干吗？"我说："爸，我怀孕了。"父亲一听，脸上的瞌睡好像一下子就没了，他厕所也不上了，立马折回去喊我

12. 种子冒芽了

妈：“快起来，你闺女怀上了。”我妈起床的速度更快：“怀上了，快给我看看，再测一次。”于是我将尿杯放在桌子上，又进房间取了两根验孕试纸，我一根，我妈一根，然后三双眼睛都死死盯着。“妈，你看，两条红线啊。”我说不出当时的感动，只是觉得不真实，从结婚至今，已经六年了，这六年中我无时无刻不在想象着这样的一幅画面……我看到母亲瞬间就喜笑颜开，我感觉父亲强忍着内心的波澜表现出来好像一切都是理所应当的样子。而我，泪水在眼中打转，我看着桌上摆得整整齐齐的两杯尿液和四根验孕试纸，就如看到了一张中了五百万元的福利彩票。

“闺女，你再回去睡会儿，我去给你做早餐。”才5点多钟，父母完全没有睡意了，父亲把他卧室里的电视打开，里面正在唱着欢乐的歌，他也跟着哼唱起来。

我也顾不上天还未亮便打电话给小哇。电话中的他显然还在睡梦中，当我告诉他我怀孕了时，我只感觉他似乎打了个激灵，瞬间就醒了。“真的吗？真的肚子里有个小东西了吗？不是做梦吧？这么说我真是爸爸了？”

半个多小时后，我从楼上的窗口看到小哇的车急切地停在了父亲家的院子里。

再过了大约半小时，我收到了一条长长的短信，是小哇母亲发过来的。这是她第一次主动给我发信息，各种祝福与嘱托，充满了温柔、关切、叮咛，从字里行间我可以感受到那种真实的喜悦与爱。

这是一个深秋的清晨6点，外面还是黑漆漆的没有什么光亮，但斜坐在床头的我，却感觉全世界都被我肚中的小生命喊醒了。小哇带着雨雾出现在我的身边，他问我有什么其他的感受没有，我轻轻地摇了摇头，只是笑。他将床上的小毯子往上托了托盖住了我的肚子，并轻轻地摸了摸，说："嗨，小家伙，我们终于见面了。"

这是一句好平常的话，但我的泪水止也止不住了。

嗨，亲爱的孩子，之前我总觉得你一直就站在距我不远的前方等着我，你也在期待着我们相遇的这一天吧。

噢，对了，你太弱小了，所以这所有的路都需要妈妈来走完，只有走完这又弯又暗又布满荆棘的石头小路我才能遇见你，对吗？

嗨，孩子，在这样一个秋天，妈妈终于遇见了你。

因有风俗，怀孕未出三个月，是不方便告诉外人的，所以除了家中至亲，几乎没人知道我怀孕了的消息。有时候我特别怕乐极生悲，何况现在确实还不是时候，再怎么样也得等到医院抽血化验后的准确消息再说。

第十四天，我与小哇去了医院。

要最终确认是否怀孕，需要抽血查E2、P（孕酮）、PRL（催乳激素）、HCG（人绒毛促性腺激素），其中HCG是早期诊断是否怀孕的重要参考。忐忑、兴奋、担忧，各种情绪夹杂在一起，时间比任何时候都过得慢。

等了一个多小时才拿到结果。这几张薄薄的化验单此刻于我而言似有千金分量，我口中一直念着"愿心想事成"，然后又按治疗流程的要求，拿着所有资料回到之前做移植的那个办公室里。在此等候的人都是移植了十四天的，有些人如我这般在家中用验孕试纸测出了阳性，有些人则是弱阳性，还有一些人用试纸根本就没有测出来。因为几乎都是同时间移植的，所以彼此更容易亲近，大家交流着自己现在的情况，等候区实在是热闹得很。

医院官网上对于试管婴儿成功率有详细的介绍，2015年医院试管婴儿治疗周期超过3.5万个，试管婴儿的平均临床妊娠率达63.3%，全世界也没有哪个国家可以做到百分之百的成功，所以此间办公室里注定有三分之一的患者夫妻将是失望而归。

在门外长廊等候时，我见到一对年轻夫妻，很朴素，很纯净，特别是女孩，头发乌亮得真像广告里的女主角，令人羡慕。我听见那个丈夫说："这是第二次了，如果还不成功，我们就暂时放弃吧。我也不想再让我父母背太多的债务了，累，我就是觉得不能让我母亲抱孙子有些遗憾。"女孩低着头，只回答了一声"嗯"。

有时候，命运就是那样安排，医院里那么多对夫妻，可我就站在这对纯朴的农村夫妻身后，听到了那声"嗯"。不知怎么的，我突然想起了小说《山楂树之恋》里的静秋，都是纯朴的美人，但都拥有不完美的人生。

他俩与我同时进办公室"等候宣判"。在等待的时候，我听到了他们与医生的谈话。"你们的抽血结果显示为阴性，即没有怀孕，"男医生看了看他们又说，"没有怀孕的原因有许多，有可能是胚胎本身的质量问题，还有可能是女方的子宫内环境问题。当然并不是每个人都可以一次就成功的，体外受精—胚胎移植周期的妊娠率为32%～36%。失败的原因比较复杂，与每对夫妇的病因、病情程度、年龄、精子和卵子的质量都有关。"

"我们俩之前检查了都好，为什么两次了还是不成功呢？"丈夫说着带乡音的普通话。

"你们其实还是很年轻，可以不用着急，像你们的情况，好好调理下身体，是绝对可以拥有孩子的。"男医生说得很诚恳。

"我明年就30了，我老婆明年也27了。"

"在城市里这个年纪没有结婚的还一大片呢，你们不用着急

12. 种子冒芽了

的，你看这医院里有几个比你们年轻？不要有太大的心理压力，越是压力大越是不容易要孩子。"医生耐心地安慰着。

"他们都有钱耗得起，大不了休息四个月再来做一次，可我们没钱，我们耗不起……"

这一次医生也没有话再接下去了，因为所有安慰的话都是虚的，而需要花费金钱是真实的，少则三四万，多则数十万的花费，确实不是每个农村家庭可以支撑的。

我的"宣判"医生很快就到了。她先再次确认了我的姓名，然后拿给我一张写有"妊娠病友用药须知"的单子，说："祝贺，你怀孕了，情况很不错。"我的抽血结果显示 β-HCG值为823.5，医生给我开出了玛特纳服用至分娩，雪诺酮则每天打一支，共十四天，戊酸雌二醇片每天口服两片，共五天。

"我听其他病友说，HCG值这么高，有可能是双胞胎？"小哇迫不及待地问医生。

"不是绝对的，但是可能性比较大，最终还是得在移植后第二十八天来医院做B超才能确定。"医生笑眯眯地跟我讲着。

我与小哇相视一笑，他紧握着我的手，我只觉得世界怎能如此的美好。

也不知道外面的病友是怎么知道我的HCG值特别高的，反正我

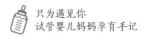

一出医生的办公室，就可以感觉到门外等候的病友眼中对我满是羡慕，他们朝我微笑，我也朝他们微笑，我朝我能看到的一切微笑。

看着医院里来来往往的人，我第一次有了优越感，好像个头也比其他人高出了那么几十公分，内心中有一种声音实实在在地告诉自己："我与你们已经区别开来了，此刻我不是病人了，我是一个孕妇，我是妈妈了。"

从医院后门出来，天空中突然飘起了毛毛细雨，小哇不想此刻的我受一点点雨水的骚乱，便让我先去医学院后边的凉亭休息，他去开车。

巧的是，之前在病室里遇到的那对小夫妻也坐在凉亭里避雨。

"不要难过了。"男孩说。

我之所以用男孩女孩来形容一对已婚夫妻，是因为他们浑身散发着一种朴素的气息。

"我们休息一年，这一年中我努力工作，多存点钱。"女孩说。

"你是女的，怎么能让你辛苦？有我呢，钱慢慢会有的。"男孩说。

"对不起。"女孩说。

"傻瓜，我们结婚了就是一个人，不该说对不起，你见过左脸跟右脸说对不起吗？"

12. 种子冒芽了

"瞧你这张大饼脸。"女孩伸出双手在男孩的脸上轻轻扭了一下。

"我的脸是被满脑子的智慧给撑大的。"男孩说。

女孩终于浅浅地笑了，然后他们牵着手往公交车站的方向跑了过去。

医学院的楼都很旧，砖红色的外墙被时光刻出了庄重感，而那已经生长了多年的苍天大树比平日更加郁郁葱葱，虽是晚秋，虽然下着小雨，但我只觉得心头是甜的，看着小哇的车远远地开过来，我心中默念：小哇，真的好感谢你在若干年前选择了我，让我此刻如此的幸福；永远不会再谋面的男生女生，谢谢你们今日让我看了一场纯美的属于平凡人的电影。

13. 我用半生来寻你

　　没有几个人喜欢去医院那样的地方，即使是去迎接大病初愈的亲人或者刚刚出生的婴儿。一来医院本身就是跟生死病痛相关；二来医院里天天人满为患，做什么都要等，有时候与医生见面沟通的时间不足10分钟，可是各阶段耗上的时间可能要一整天，想想都是难过的。

　　还有一种并不是精神上的偏见，而确实是由于国内的就医环境影响的，有时候我们明明已经久病成医，或许那个病也没有那样不可见人，但却总藏着不想让任何人知道，好像这样会引来歧视一般，人人皆觉得不可理解但人人又按此教条生活。

　　我有个闺密，小时候被小狗咬过一口，但已经打过狂犬疫苗，应该问题不大，但是从此以后她特别关注与狂犬病或者狂犬疫苗相关的新闻与专著。经过日复一日的积累，她慢慢地称得上这方面的半个专家了，但是她特别讨厌有人在她面前提起任何与狂犬疫苗有关的事，好像曾经打过狂犬疫苗是件很丑陋的事一样。当时我特别不明白这种感受，但后来自己频繁地跑医院，知道自己确定没有办法靠自己怀上孩子后，也有点了讳疾忌医的意思，我甚至拒绝参与与此有关的一切话题，总觉得有针对我之嫌。

但刘霜是特例，她似乎一点都不介意别人知道自己在通过试管婴儿技术求子的事实，准确点说，她或许是想达到另一个目的，所以才通过这种具有神秘感的话题引起不明白试管婴儿的群体的关注，然后通过自己在做试管婴儿这个事实与其他有共同经历的姐妹们达成共鸣。

在去做试管婴儿期间我很少坐公共交通工具，因为总觉得这段时间自己身体金贵，害怕万一有点什么小插曲，那么与付出的时间、金钱成本来比太不划算了。但还是有那么几次时间不赶，心情不错，再加上新开通的地铁也不挤，于是就在那天我认识了刘霜。

那天一上地铁我便看见一个中年妇女一直在给每个人发小卡片，有些人会伸手接一接、看一看，看完之后再向她投去意味深长的一眼，但更多的人根本就不会去接，就如我，我戴上了耳机半闭着眼，将肩靠在小哇肩上。这次来医院我是进行正常的孕检，正好之前的一个小姐妹也进了周，她听说我已怀孕，怎么着都要跟我讨教下成功的方法，我便又去了之前常去的治疗楼层。凑巧的是我在那里居然又看见了那个在地铁站发卡片的中年妇女，她有时候与人闲聊两句，有时候把手中的卡片递给陌生的人。据我所知，医院是不允许发传单资料的，但她挺光明正大的，连护士在身边也不回避，有些病友收了她的卡片后迅速拍照，而她则是一脸的感谢，这令我无法不好奇，因此在她再一次经过我面前的时候，面对着她第二次递过来的卡片我果断地接了。

只见卡片上写着："宋一鸣，男，1996年6月生，于1999年11月在湖南汉寿县人民医院附近走失，当时身穿土黄色棉衣、黑棉裤、黑鞋，该孩子脖子上有一颗黑色的小痣，望知其下落者联系父亲宋伟，母亲刘霜，重谢。"在卡片的下方还配有一张3岁男孩的照片，男孩虎头虎脑的，咧着嘴笑。

我突然觉得心里有些沉重，为之前的拒绝而懊悔。

在我还是少女的时候，我的母亲就告诉过我，所谓善良并不是要你做多伟大的事，而是在大部分人都嘲笑一个人时你不笑，是大部分人转身而过时你果断留下来，是大部分人都冷眼旁观时你递过去一张理解的笑脸……而到了今天，我明白还有一种善良是大部分人不愿浪费时间给陌生人时，你给了她半秒钟的机会。

可能是即将当妈妈的原因，越来越不能容忍关于母亲或者小孩子的悲惨的事情，这样的感同身受让我赶紧拿出手机拍了照发到了朋友圈。

我在朋友圈中写道：或许这辈子她再见到儿子的可能性很小，但因为你手指的轻轻一点，她的几率便高了一成。

在我的世界里所有的兵荒马乱就是失恋失业，当然还有之前短暂的失婚，加上现在得不到孩子的痛苦，我认为这已是世界上最大的、最难以承受的事了，所以除非与病友沟通，要不我还真不愿意把自己的事向其他的人诉说。

刘霜不同，她愿意解答所有来向她提问的姐妹们。

她已经通过试管婴儿技术怀孕三个多月了，因此她对于许多刚踏入这个圈的姐妹们来说就是前辈。

大家问她："胚胎刚移植进去是什么感觉啊？"

刘霜说："有些姐妹啊三四天就开始测，一测不出来就各种悲观，各种痛哭，就觉得自己要失败了，其实医院的病历本上写着要从第七八天才开始测，有一些是第十二天才测出来的。还有些姐妹移植后觉得自己什么感觉也没有，有些姐妹说是不是上厕所时把孩子拉出来了。其实我跟你们说，你们不要去东想西想，所有的感觉都是浮云，你想啊，男女同房后老公留个种子在自己肚子里自己还能感觉到？"

大家还问她："听说移植后会肚子痛，真的吗？"

刘霜说："其实每个人体质不一样，感觉都各不相同，这里有点痛，那里有点难受可能都正常，但不要有时候头痛一下就以为自己宫外孕了，双侧输卵管都结扎了哪来的宫外孕？然后有些姐妹说还有宫角孕啦！我晕，你太会想了吧，我看啊大家都是闲着没事干，把所有的精气神都花在了肚子上，各位如果有时间还不如多帮我发发你们的朋友圈，帮我找找孩子呢。"

……

我不知道是近二十年的时光早已将她的心磨得如鹅卵石，还是这么久的时光已经让她心中的痛苦一点一滴地在消散，反正我没有见过她流泪，有时候给我们解答问题时她甚至比医院的医生还要认真，但她每次说完后都会补一句："我是社会大学毕业的，关键问题还是得找医学院毕业的医生啦。"她一直对每个人都笑着，哪怕看着别人当着她的面扔掉那张小小的卡片，等对方走开，她又去捡起来，吹吹，在自己的衣服上擦擦，然后握在手心里转身发给另外一个人。我不曾见过她落寞，有人当着她的面拍照发朋友圈，把她的小卡片郑重地收到自己的小包里，她就会喜上眉梢不断地说着"谢谢"，眼睛里也涌现出不一样的情感，好像真的那些微不足道的信息在朋友圈发出去后，她的儿子会在地球的某个角落摸摸自己脖子上黑色的小痣若有所思地问自己："她是我的妈妈吗？"

经过与刘霜的交谈，我知道了她做试管婴儿的原因，也了解到了她的境遇。

1999年，刘霜的丈夫还在广东打工，她与自己的婆婆以及3岁的儿子住在老家，那年11月，刘霜发现自己怀孕了，当时还不到三个月。60多岁的婆婆平时身体挺硬朗的，可就在那个寒冷的11月，却突发急病住进了汉寿县人民医院，刘霜的丈夫及家族中的主要劳动力都外出打工了，于是刘霜便拖着有孕的身子，带着3岁半的儿子在医院里照顾婆婆。有一天中午，儿子可能不喜欢吃医院里的饭菜在闹脾气，当时的刘霜又困又累，便用力地用手掌打着孩子的屁股，说了句"你再不听话妈妈就不要你了"。当天下午，刘霜带着3岁半的儿子出了医院去透透气，顺便买点水果，医院附近的水果都奇贵，刘霜便牵着儿子的小手到了离医院约一公里的小集市里，那里人很多但水果便宜不少。就在刘霜在一个卖香梨的推车边挑好水果后，她突然意识到儿子不见了。那一刻她急晕了，立马在集市里找，可在市场里转了一个多小时根本就没有发现孩子的影子，她一下子瘫坐到了泥巴地上，号啕大哭起来，后来集市里的保安叫了警察，是警察将她送到了还在医院里静养的婆婆身边。但不幸的是，刘霜就在当天流产了。

第二天刘霜的丈夫和她的其他亲人都赶了过来，大家和警

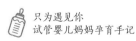
只为遇见你
试管婴儿妈妈孕育手记

察全部都加入了找孩子的行列中，但所有的人都一无所获。唯一的一点信息来自当时也在买水果的另一位大婶，她说，孩子是被一个30来岁的男子抱走了，她见孩子没有哭闹，以为是孩子的父亲。当这一番话传到刘霜的耳朵里时，她一直摇头，说："不可能不可能，我家小鸣肯定是生我的气了，他肯定是把我说不要他的话听进去了，当真了，不然怕陌生人的小鸣怎么会不哭闹任人抱走呢？我要去集市里等，我要去接他回家。"

一个母亲把孩子弄丢了，估计灵魂也跟着丢没了吧。她说："以前觉得要是自己瞎了眼睛或者断了一条腿一定生不如死，可现在就算是割掉我身上的任何一个器官，只要能让我看一眼孩子，哪怕孩子已经属于别人，哪怕孩子已经不认得我，我也愿意。"

"如果这世界上只有一种人可以下十八层地狱，那我希望是人贩子，是在拐骗孩子这个过程中任何一个为人贩子提供了便利的没有良知的人。一个孩子的丢失，背后是整个家庭的颠覆。"

从此刘霜整个家庭都踏入了茫茫的寻子之路，而孩子的奶奶在无比的悔恨与自责中没有等到2000年的新年。

近二十年来，夫妻俩为了寻找儿子，足迹踏遍了哪怕有孩子一丁点信息的每一个城市。他们相信老人临终时留下的话："如果真的可以上到天堂或者下到地狱，我也会跟着你们一起找孩子，我让神仙来帮忙，我让厉鬼来帮忙，只有找到孩子我才能安息，我的魂魄才能入土啊。"

曾经有一次在雪夜里，刘霜做了个梦，梦中的婆婆就在去世的那家医院附近转悠着。醒来后，刘霜立马要去梦中的地点，她认为这是婆婆在天显灵了，儿子一定就在那附近，可当午夜夫妻二人冒着瓢泼大雨骑着摩托车赶到时，寂静暗夜里的路上连个人影都没有，哪来的孩子？刘霜说，当晚他们夫妻二人坐在马路牙子上无比绝望，夫妻二人都有了寻死的念头，她说，当一个人陷入到无人可以挽救的绝望里时会失去对所有事物的判断力。但那晚上他们没有死成，因为在凌晨5点多时一个环卫工人看到他们说："你们怎么这样？出了多大的事也不能丢下家里的孩子啊！"

从那个晚上开始，他们的目标变了，他们祈祷的不再是让孩子回来而是祈祷孩子能遇到个好人家，遇到好的爸爸妈妈。

她说3岁半的孩子根本不可能还记得自己，她只希望他好好的。

她相信自己的孩子没有遇到坏人，没有被割去手脚，因为他长得那么可爱，没有人会狠心下得了手。她也不相信世上真有这样的一群人，以偷孩子并让孩子为自己赚钱为生，她情愿相信那个抱走一鸣的男人只是正巧自己没有孩子，看一鸣可爱所以抱走了。一鸣没有死，他一定在某个地方好好地活着。

刘霜说："我相信，只要我不死，孩子终会找到的。"

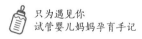

刘霜的生命中曾经也有过一次最激动却也最失望的认子过程。

　　五年前，某地通知他们夫妻俩去认亲，说找到了一个孩子，从情况分析来看，很有可能是他们十七年前丢失的孩子。夫妻俩那个激动啊，他们双双理了发，换了新衣，然后坐了近一天的车赶了过去。

　　那个孩子瘦弱高挑，文文静静的，当刘霜近距离地端详这个少年时，发现他脖子上真有一颗小小的黑痣。她在心里说："找到了，找到了，十七年了，我的儿子终于找到了。"

　　然而当最终的DNA检查报告表明这个孩子不是他们的一鸣时，孩子的爸爸痛苦得快要晕过去，他们紧紧地握着孩子的手说："不可能，不可能，你是我的一鸣，我的一鸣脖子上有一颗痣，不会变的，是血弄错了，你就是我们已经丢失了十多年的儿子。"

　　后来，是那个男孩子反过来劝说他们："叔叔阿姨，你们不要急，虽然你们不是我的爸爸妈妈，但是我愿意喊你们一声'爸爸妈妈'，因为我也不知道我的亲生父母长什么样，我以后想我的亲生父母了我就想象你们的样子吧，你们不要伤心，你们的儿子现在虽然还没有找到，但是他一定如我一样平平安安地生活在某一个地方。"

　　然后，三个人紧紧地抱在了一起。

　　刘霜说："你以为一个孩子丢了，再生一个就是了吗？其实两

13. 我用半生来寻你

个孩子是不一样的，他们的血液细胞是不一样的，他们仅仅只是拥有同样的爹妈，他们拥有的只是兄弟的称谓，以后我死了，小的可以帮我继续寻找大的，即使我们死了，他们还拥有共同的基因可以去鉴定，所以只要不放弃，团聚的那一天迟早会到来。"

杜拉斯说："爱之于我，不是肌肤之亲，不是一蔬一饭，它是一种不死的欲望，是疲惫生活中的英雄梦想。"

刘霜说："如果我此生能当一个英雄，那就是把自己弄丢的宋一鸣亲自再找回来。"

所有成功的背后，都是痛苦的坚持，所有的痛苦都是傻瓜般的不放弃。只要你愿意，并且为之坚持，我相信总有一天，你梦中的那幅画面将真的会映在你的生活里。

有一次与刘霜闲聊，我说："为什么在面对着丢失去孩子这样的重大变故时，很多父亲往往比母亲更脆弱、更容易崩溃呢？"刘霜自然是答不上来，她说："我不知道其他失独母亲是怎么过的，我只知道我不能放弃，不管前十七年选择不生孩子还是十七年后选择通过试管婴儿技术再生育孩子，都代表着我不会放弃的决心，因为孩子是由我来到了这个世上，因为我是母亲。"

14. 如果懂得，便知珍惜

朋友说，我是个矫情的女人。

我总是固执地认为有时候一个人与另一个人相识，总是有股神秘的力量在引领，他们出现在你的人生中总是有那么些意义的，不管是哪方面，不管是好的、坏的，总是会让我们瞬间明白生活本该如何。

桂总就是这样一个人。

天气转眼就到了初夏，我的肚子越来越圆，肚皮感觉越来越薄，我得准备婴儿物品了。妹妹带我去了一家大型购物中心，我们去了其中一个叫"妈咪宝贝"的品牌馆。一个多小时下来，我与妹妹已经挑满了三个购物筐，原来以为点点布料的衣服价格也应该是一点点，但一算价格居然超过了两千元。妹妹问，难道不能打个折吗？哪知结账的女孩告诉我，这已是打过七折后的价格了。我看了一眼他们的宣传资料，上面写着预存五千元办理会员卡可以享受八折，便疑惑地问："为什么给我打折？"导购显然有些意外："你不认识我们老板？"

"不认识呀。"

"可是你刚才给孩子挑衣服时，我们老板明确地告诉我，就是给你们打的员工折呀。"

是孕妇容易缺氧吗？我有点头晕。

"你不认识我了吗？"妹妹在帮我整理物品，我自个儿坐则在沙发上喝着茶发愣，根本没留意身旁站着一位男士，他向我伸出了手。

他看上去40多岁，眼角有深深的皱纹，头上几根白发也隐藏不住。我见他确实是在跟我说话，把手犹豫地伸出去时感到确实是有一点点面熟，但我迅速把之前的同事朋友在脑子里过了个遍却仍然没有想起我与他到底在哪里有过交集。"我们老板姓桂。"导购见我有点发愣，笑着提醒。

姓桂？如此少的姓氏，我应该是记得住才对的呀，怎么却想也想不起来了呢。

他见我还是一脸茫然，便走近我两步，在我耳边轻说了几个字。我一听，大吃一惊，再仔细看了看他，没错，真是他。

我实在是没有想到有此遇见，嘴里一瞬间生出许多问题来，但此刻就在他的店里，实在无从开口。

我们当时就相约一起吃了个饭。

直到用餐前他仍不知道我叫什么名字，我也是在10多分钟前才知道他的姓名，但他只说了个地址，我便知道他是谁了，他在我耳边说的是"××医院，B超室外"。

我怎么可能想得起他？我们仅仅见过一次而已，我们甚至根本没有留联系方式——他不过就是对我说了个祝福，并毫不隐瞒地告诉我他老婆在五年的时间里历经四次采卵，四次移植。第一次宝宝二十六周时做B超查出发育不良，第二次五十六天时胚胎死亡，第三次未怀上，那次遇见时是第四次，但移植三十三天仍未见卵黄囊、胎心、胎芽的。这是一个想孩子想疯了的男子。

"那一次的结果好吗？"我小心地问。

"没有成功。"

"什么原因呢？"我问。其实这样的问题完全不该问，试管婴儿的失败有非常非常多的原因，男女双方有时哪怕是情绪不佳都有可能造成手术失败，所以即使是医生也不能肯定地说出失败的具体原因的。

"不清楚，可能问题出在胚胎上了吧，唉，命里有时终须

14.如果懂得,便知珍惜

有，命里无时莫强求。"

"事在人为，有谁会是注定不能生育孩子的呀，你们还可以再试啊，医院里还有胚胎吗？"。

"没有机会了。"

"没有机会了？是没有胚胎了吗？"我不明白他说的机会是什么。

他将筷子放下："我与我老婆离婚了。"

"离婚？"我惊诧，"才过去四个月呀。"

"不是才四个月，而是在第二次没成功的时候她就提出过，当时我没有同意，这一次她非常坚决，我也想通了，离开说不定像她所说的确实是最好的选择，两个人各自去找寻另一半，说不定还真的会有孩子，会比现在幸福。"

"没有孩子确实是横在夫妻之间的一道刺。"我太明白此种感受。

"我曾经提出过领养别人的孩子，但她不同意，可能始终无法接受终生无自己亲身骨肉的事实，所以最后也是不了了之。"

"你们结婚多少年了？"我边吃边问。

"十年。我与我老婆都是从农村出来的，两个人家里条件都差，无法给予我们任何支持，当初条件很苦，所以在一起挺久了才领证，其实在一起的时间差不多都有十五年了。"他慢慢地诉说着。

没有孩子，可是经营的却是关于孕妇和孩子的生意，日日眼中看到的都是幸福的准妈妈与粉嫩可爱的婴儿，货架上是他们熟悉的奶粉、奶瓶、纸尿裤，但自己却一个也派不上用场，没有任何为人母为人父的真切感受却还得一次次地学习如何更好地为孩子准备物品以及如何才能给孩子提供好的呵护，如此想想真是挺痛苦的。

"如果我们俩当初经济条件好一点点就不会有今天这种结局，可能早就有小孩了。当时我与我老婆初来城市，为了生存，我们批发些小孩子的衣服在服装市场后面的巷子里摆地摊，那时候条件艰苦，两个人挤在十几平方米的小房子里做饭、睡觉，房间里也堆满了货物。有一年天气热，我们白天太累，晚上电风扇吹整晚，结果在天亮时居然因插座线路老化起火了，差点烧死我们。可也是在那一年，我老婆怀孕了，可那种情况怎么能生孩子？生了孩子谁带？住哪里？所有的都是问题，后来我老婆含着泪打掉了。那时候我安慰我老婆，我们不能够让我们的孩子跟着我们一样受尽白眼，不能让他看到自己的父母被人骂、被人追着跑的样子，我们不能让他从小跟着我们在小地摊上度过自己的童年。我们想等日子再好一点再让他来到我们的身边，我们是想让他可以住整洁的房子，可以进漂亮的幼儿园，可以像城市里的孩子一样是去游乐场玩耍而不是一天天在乱七八糟的小巷里像根野

14. 如果懂得，便知珍惜

草一样成长，这样想难道错了吗？"

或许是因为我曾经明白没有孩子是一种怎样的痛苦，也或许是他心中压抑了许久的情感实在需要找个地方宣泄，于是我知晓了他的故事。

后来他们积累了些本金和客源，就在市场里面租了一个较小的门面经营婴幼儿用品，因为他们经营时间长，人缘又好，时间一久竟也成了市场里最赚钱的几家店铺之一。那一年他老婆又怀孕了，但当时正好是生意最为红火的两年，考虑到各种利弊，也实在是舍不得将手中红火的生意中途放弃，于是两口子又一次选择了打掉腹中的胎儿。

那时候他们认为在城市里赚到钱扎下根比生个孩子难多了。

当他们有了两套房，名下有了自己的店，感觉可以生孩子了是在结婚六年后，当时他老婆34岁，他比老婆小一岁。

不想要孩子时，即使非常注意了孩子却不请自来，可当自认为一切都准备好了后，却不明白为什么孩子迟迟不愿意来到自己的怀抱。在多家医院调理、检查，多方不得果后，他们终于选择了做试管婴儿，但接下来的几年却一次一次地失败。桂总说，即使在他与老婆最困难的时候，在吃了上顿没有下顿的时候都不曾有过这种绝望、痛苦，一次次的期望然后又一次次的落空令他的老婆已经没法再帮助丈夫的生意，明明不再去考虑得失、不再去权衡利弊，心比任何时候都诚挚，可是结果却是一次比一次更令人伤心欲绝。

　　"你考虑过再婚吗？"我问。

　　"暂时没有。"他回答。"我的未来怎么样，不知道，但是我总是想假如我结婚了，她怎么办呢？"他摇了摇头，一脸的无奈。

　　她怎么办呢？

　　我知道他所说的她，是他已经40岁，已经接受过三次流产、四次取卵、四次移植全部失败的前妻，那个原本以为终于苦尽甘来的女子。

　　"你放不下她。"

　　"想放下，可是却又总觉得是我害了她，如果不是我一次次地让她打掉属于我们的孩子，哪里又会出现如今这种局面，一想到她可能终身不能有自己的孩子我就觉得欠着她的，心里难受。"很少会有男人如此不设防地展示出自己脆弱的一面，似乎每个男人都该如堡垒一样的坚强，其实谁又明白城内的萧条荒芜呢？"好多次睡到半夜醒来，不知道为什么，脑中总是会一次又一次地浮现当初我带她去流产时，她无助地拉着我的手说'老公，其实我不舍得'。"

　　我听了，泪水都要流出来。

14. 如果懂得，便知珍惜

我记得当时我遇见桂总夫妻时，是我做胚胎移植后第七十六天，那天，我拿着医生给我的B超单，高调地给每一个等待着的病友看我怀了双胎的影像照片，自己就像得了金像奖的女主角。当时远远地看过他前妻一眼，总觉得她骨子里有股拒人于千里之外的冷漠与不屑，远不如她先生那般随和，现在知晓了她的故事才能明白当时她的心里该有多寒冷与绝望，可是当时我却是那样高调地传递着自己的喜悦与幸福，怎么又不是给她心里插了把刀？

　　我们有时候总是自以为是地安排这安排那，好像世间的一切都可以全在自己的掌握之中，把真正珍贵的如石头般舍弃，把那些不那么重要的却紧紧地拽在手中，名利、地位、面子，可是到头来呢，却愿意以这一切去换当初那个轻易丢弃的瑰宝。

　　"其实苦点又如何呢？只要我是他的爸爸，他是我的孩子，只要我们都在一起，即使我们喝稀粥，即使我们临北风，但一家人能够在一起不就很幸福了吗？"晚上回到家我仍然在想着他说的话，在此种状况下去感受好像是对的，可是谁又能预知到结局，谁又有时光穿梭的本事可以在当初即知晓这一切？

　　可是年轻的我们怎么会"懂得"？

　　如果我们"懂得"，我们会从容地面对现在的困境逆境，我

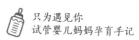

们会从容地看轻所有的名利权情，我们不会把现在所经历的困苦放大而忽略简单的小幸福。

如果我们"懂得"，便知珍惜。

14. 如果懂得, 便知珍惜

15. 最好的感情

　　在就医近一年的整个过程中，我无数次跑医院，无数次在各个科室门口排队，无数次因为急于拿到检验结果毫不顾忌地瘫坐在楼道里，我认识很多与我一样为了一个最朴素的愿望而苦苦努力着、强撑着往前走的女人，我见过许多喜极而泣，也见过许多悲伤痛哭。绝大多数时候，当遇见别人不管是喜悦欢笑还是悲伤哭泣时，我总认为那是别人的世界，外人不要驻足，因此通常是加快脚步走过，但是，吴微是例外，她的例外在于她隐忍的哭泣让我无法不动容。

　　那天从中信湘雅医院后门出来时，我看到一位身材曼妙的女子穿着中国风的长裙在前面慢慢走着，突然她就摔倒在地，半天也没有站起来。等我从后面路过她时，她仍然没有立马站起来的意思，这令我好奇，我便走到她身边，轻问了句："怎么啦？"
她抬起头看了看我，这一看我才知道原来她一路都在哭泣，但她
抬眼看我时，却强挤出一丝笑容，说："我没事。"

在医院里，我明白每个人都有哭泣的理由，只不过大部分哭泣
的人都是躲起来哭，像她这样被我直面撞上，内心还是难过万分。

此时，我已怀孕好几个月，此次一人来医院只是为了办理退
费的手续。当初交了三万多元，本以为还需补款，哪知医院通知
我过来办理退费手续，说还有近八千元没有用完，我一听高兴坏
了，但没有跟小哇坦白交待，我内心的"小九九"是这样的：越
是贵的越值得珍惜，得让他知道咱孩子来得多金贵。

我从包里拿出湿纸巾递给那个摔倒的女人，她又说"我没
事"。所有倔强的女人都爱说我没事，但怎么可能没事呢，如果
我没有亲身经历这种过程，或许真的体会不了。曾经有个女病友
说，哪个女人不是被逼得实在没有办法才去做试管婴儿，要不然
谁会走上这条路？

我本来以为吴微跟大多数女人一样是因为夫妻双方的原因没
有办法自然生育孩子所以才走上此条路，聊天才知道原来她已经
有了一个女儿。我问她为何已经有了孩子还要来做试管受折磨，
她说："因为我想给老公生个儿子呀。"听她如此表述，我便轻

15. 最好的感情

松了：生男生女又不是你一个人能决定的，你们夫妻俩的生理卫生课是体育老师上的吧。

阳光正好，落叶纷飞，我俩在医学院的休闲椅上坐了下来，都没有走的意思。

吴微的丈夫是潮州人，潮汕人以善做生意闻名天下，先于温州人而享有"东方犹太人"之称。但"东方犹太人"祭祀时，却得向祖先"汇报"子嗣的情况，因此"不孝有三，无后为大"仍是一句在当地老人口中念念不忘的话。在潮州地区，女儿通常不负责赡养父母，父母一般都是由儿子负责赡养，儿子就是自己未来生活的命根子，没有儿子就意味着没了命根子，老时就会无依无靠，甚至凄惨，所以许多人拼了命也要生儿子，要"多子多福""养儿防老"……在与吴微认识前，我总认为现在随着社会的发展，这种"重男轻女"的观念已经慢慢改变了，却没有想到，原来几千年来的封建思想并不会因为经济发展、社会分工的改变而完全清除，传统的观念还是会深入骨髓，影响着类似于吴微这样的女性。

"像你这样的女人也认可重男轻女的观念？你老公逼你生的吗？"我替她鸣不平。

"不是我老公逼我生，而是因为我爱他，我想替他完成内心的愿望。"

我愣住了。从一个刚在生殖医院里哭得走路都摔倒的40岁女人口中说出的"爱"这个字让我觉得有些画风突变的感觉。

"比逼迫更厉害的其实是对人好。"吴微说。

吴微的老公是家中独子，他从父亲手中接过了经营了半个世纪的企业。公公去世时最大的遗憾是没有见到孙子，而婆婆日日跪在神像面前求祖宗显灵让她有个孙子继承香火的场景也令吴微心痛不已。吴微瘦弱，身体并不好，夫妻俩也一直想再生个儿子，但是备孕了近两年也没有怀孕，后来检查说她患有高泌乳素血症，于是在治疗后想早点满足老公的心愿时，她选择了试管婴儿。一年多前，她本来已经通过试管技术成功地怀上了双胞胎，当时家中从上至下都非常高兴，自从得知她腹中怀的是龙凤胎后，老公更像年轻了几岁，把吴微当皇后一般照顾着。可是在孕第二十周时吴微突然半夜出现阵痛和有规律的宫缩，半夜赶到医院，原来还以为只需保胎便没有问题，可是到达医院时宫颈口已经开了，医生说保胎价值不大，让自然开宫口顺产。"当时肚子痛得无法用语言来形容，可是自然的宫缩越来越严重，而且羊膜囊已经在阴道口了，孩子随时可能生下来，后来被推到产房待产，越来越痛，但是我一直忍着不吭声，我怕自己的声音太大吓着孩子。后来第一个宝宝破水，大宝宝生了，小宝宝却还没有破水，医生扎了几次都没有破，当时我心里想，这个小宝是有多强的求生欲望啊，生下来一定是可以存活的，可事实却是被无情的钢针刺破羊水，羊水很多，宝宝还在肚子里动，小小的她肯定不明白自己为何不能像其他宝宝一样在妈妈的肚子里安然地住到十个月才出来看这个美好的世界……后来出血特别多，小宝宝顺着血流了出来，我的下身挨着暖暖的她，感觉到她还在回应自己，似乎那个小东西弱弱地在轻轻叹息。那一刻我才知道这是我最后一次紧挨着她，我好想开口让医生把孩子抱到我的胸前让我看一眼，可是不知道为何，我的喉咙却是哽咽的，一句话也说不出来，只感觉泪水流到了耳朵里，好凉。"

我静静地坐在医学院的长椅上听她说着这些话，当她说感觉到那个暖暖的小女婴的温度时，我的泪水都出来了，身为女人，身为母亲，那一刻的痛苦无需任何形容词便能体会得到。

那次流产后，吴微陷入了深深的痛苦中，有很长很长的一段时间，看到别人家的小婴儿时，她都会想到曾在自己肚中住了二十周的双胞胎兄妹。

吴微的老公比任何时候都要关心她，吴微也曾对他说："要不你另外找个女人帮你生吧，我不能替你完成你父母的愿望了。"但他却说："如果不是你生的，或者把你给弄丢了，那我活着都没有太多意思，还要什么儿子？"

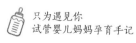

吴微说，她老实本分只知道工作的丈夫从来不说"我爱你"，却比任何一个男人都懂如何爱。对于吴微，她的一点点情绪他都看在眼里。结婚近十年，只要他不外出，她来例假时他必定记得提醒她熬一点滋补的汤……吴微曾对他说："你对我这样好，我拿什么回报你呢？"他说："不需要，爱是一种心甘情愿。"

　　我疑惑，既然如此，为何你今天哭得这样伤心呢。

　　她说一个月前她决定再一次尝试做试管婴儿，但是之前的一些检查都不太理想。这段时间她都在监测卵泡，月经第五天时，医生说发现了一些小卵泡，有一个优势卵泡每天都在增长，这两天每天都增长1.9 mm，可能等过两天，如果直径达到合理值，并且呈现圆形或者椭圆形的话，就能够取卵了。接着她又跟我谈起卵泡、卵丘、初级卵母细胞等专业医学用语，并且跟我聊起了我肚中孩子的情况。在与她聊这些时，我的心里慢慢舒了口气，刚开始见她哭得满脸是泪，我以为她经历了取卵不成功或者移植不成功等打击，我心中正暗想着该如何安慰她，但结果却是这样，令我不禁更好奇她为何会哭泣。

　　"我给你看我先生发给我的短信吧。"

　　"亲爱的老婆，结婚近十年，我感觉幸福，真的，我没有怪过你一分，相反我真的很感激你对我好，我感觉能遇到你，不管让我承受什么样的压力我都是赚到了，前段时间，你独自去做试管婴儿的前期检查，我知道很痛苦，因此我也常常睡不安稳，看着女儿天使般的面容，我想是否是我俩太贪心？人生最曼妙的风景是自己内心的淡定与从容，我们无须得到外界的认可，我能承受一切最坏的结果。快回家。"

小哇从未给我发过如此动情的言语，我亦从未从其他做试管婴儿的女病友那里听说过有这样温柔敦厚的爱人在背后默默支持，但我明白了一些她为何会哭。

吴微说，这一生有很多遗憾，但好在，也有很多美好。

后来我问她："那你还准备继续吗？前方还不知道有多少痛在等着你呢，各种各样身体的折腾，独自在外的艰辛，思念家人的痛苦，还有未知的成功或者不成功。"

吴微说："我相信所有你值得的东西，都会得来不易，但他们一定都在路上，急不得，何况我有那样好的人在，我怕什么？"

是啊，我怕什么，作为一个女人，在生儿育女这件最最简单的事情上我们却要比别人付出多得多的金钱、精力，尝试别人想都想不到的痛苦，但为了那个爱的结晶，我们愿意撑起自己弱小的心灵，克服所有的明滩暗险，只是为了那个深深相爱的伴侣。

这世界上有那么多男人，可是只有一个男人能够做我的爱人；

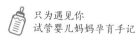

这世界上的男人要排出无数个精子，可是只有那么一两个能与我的卵子相遇成为我的孩子；这世界上有那么多的温情与浪漫，可却是需与你相关才能最终打动我，不管他人多好，你总是我的唯一。就如蒋介石初见宋美龄时如此说："见余爱姗姗而出，如云霞飘落。平生未有之爱情，于此一时间并现，不知余身置何处矣。"

此时吴微的手机收到了一条微信，她的脸上露出了一丝笑容，她翻出一张照片给我看："你敢相信吗，我这么漂亮的女儿居然是自闭症孩子，现在都6岁了还不能正常地与外界交流，但她画的画真的很棒，我老公不相信我们的女儿不正常，他说她一定是来自星星的孩子，虽然光亮很小，但一定会闪光的。"

我愣住了，手机中这个纯静得如一汪山泉的女孩子来自于星星？我没有再说话，只是将自己已经胖起来的手紧握着她纤瘦的、凉凉的手。我说，我相信，生活中会出现一些遗憾，但将来一定会有更多的美好。

16. 生活如雨，请撑伞原谅

能够认识小咖啡，完全是偶然。

那一天，有个好友打来电话说她的朋友代理了一款手工皂，想请人写几篇微博稿，我那几日情绪不错，且看对方发来的图片上，晶莹剔透的膏体包含着娇柔的玫瑰，就如弯月倒映在碧绿的山泉水中般充满诗意，于是便答应了见面。

当时我怀孕已四个来月，脸庞圆圆的，孕味十足，刚落座，好友便急切地向小咖啡介绍：阿乔，我的好友，她肚中可是一对双胞胎哦。

进入了人生的这个阶段，我的才学、容貌和事业全部都灰飞烟灭了，肚中的双胞胎成了我唯一的闪光标签。

沙发另一边的小咖啡打扮入时，穿着艳丽的职业套裙，脸上的妆容很精致，与桌上一溜儿摆好的手工皂一样赏心悦目，但女人的年龄并不是妆容可以掩盖得了的，我在心中暗自猜测她的年龄。

"你好幸福呀，双胞胎妈妈。"小咖啡并不喝咖啡，她的面前摆着一杯加了柠檬片的白开水。

"谢谢，你有孩子了吗？"我随意地问。

"没有，我应该比你要大一些，冒昧问一下乔小姐，你的双胞胎是自己怀的还是试管婴儿？"她问我。

我有些吃惊，以往与人聊到肚中的孩子，极少会有人这样直接，更何况还提到了试管婴儿，我暗想，莫非她跟曾经的我一样，也经历了求子的艰苦历程？于是，我也直接回答她，对呀，肚中的孩子就是试管婴儿。

我的好友瞄了我一眼，她是第一次听到试管婴儿这个词，她问："试管婴儿不是应该在试管里长大吗？你的baby长在肚子里怎么是试管婴儿？"我笑了笑，并不跟她解释，倒是小咖啡像个老师一样说出了一连串的专业术语，好友听得一愣一愣的，她问："你不是学金融的吗，怎么还懂这些？"

小咖啡以极快的速度喝完了面前的水，然后悠悠地说，久病成医。

小咖啡原名叫罗曼，老家在常德桃源，大学是在陕西读的，她之所以叫小咖啡，是因为她老公是一款名牌咖啡的国内代理商，刚结婚时，她像个跟屁虫一样老爱跟在他后面跑市场销售咖啡，从此得名"小咖啡"。

小咖啡说自己不孕这件事有可能是有前兆的。读大学时，她从温润的桃花源到陕西求学是极不适应的，可能是水土不服也可能是自己体质的原因，她曾经有近半年没有来例假，有时候是一个月不来或者晚几十天才来，这在她看来极度正常。

曾经她为这件事去看过医生，医生又是化验又是检查，得出的结果是她体质偏寒，子宫小，且饮食不均衡，故造成月经不调，如不好好调养有可能造成不孕。

27岁那年，小咖啡与大学女同学的哥哥结婚。领证前，小咖啡跟老公交待若干年前医生给她的诊断，当时的男朋友听女朋友说起月经不调、痛经、有可能不孕之类的词语，还以为小咖啡是考验他，顿时男子汉气概爆发，说："这算什么呀，我妹也痛经，也月经不调，哪个女人每个月不会痛上三两天？"

结婚三年，夫妻俩一直没有避孕，但是一次意外也没有过，等到第四年，老公结婚才四个月的妹妹传来怀孕的喜讯时，夫妻俩才真正觉得"生孩子"不是件小事。

其实在结婚后，小咖啡的月经一直正常，但痛经时有发生，有几次还痛得需要吃止痛片，后来在家人的关怀下，夫妻俩双双去医院检查了身体，老公一切正常，小咖啡依旧体质寒，子宫小，且有半边输卵管堵塞，正常受孕的可能性是有的，只是几率极小。

于是又开始调理。小咖啡说，那一年她买中药的钱至少在三万以上，每天母亲都会从城南坐公车到城北来帮她熬药，熬好后再坐40分钟的公车赶回去。整整一年，风雨无阻。那一年，经过药店时她都会绕着走，因为药店里飘出的味道会令她反胃，但即使这样，想起老公看着别人家小孩的那种眼神，她依旧会像英勇就义一样闭上眼睛一口口喝下那难以下咽的中药，为了"创造宇宙继起之生命"而努力着。

那一年过年，比自己晚结婚三年的女同学，如今的妹妹抱着孩子回了娘家，一家人围着那个粉粉的小女娃笑得合不拢嘴。晚饭后，小女娃睡了，一家人在一起闲聊，婆婆小心翼翼地对小咖啡说："我听说做试管婴儿是可以令你这种情况的人怀上孩子的，只是比较痛，你愿意为了我们家去试试吗，多少钱我们都出，我们的身体不好，我们怕抱不上孙子。"小咖啡说，30岁了，第一次有了过年时偷偷在厕所里流泪，但出来却笑得像花一样的经历。

第二年，小咖啡与老公一起踏进医院，开始了艰辛的求子过程。

16. 生活如雨，请撑伞原谅

医生检查后发现小咖啡子宫颈狭窄，且子宫位置异常，确实是比较难受孕的。子宫颈管狭窄会导致经血外流不通畅而产生疼痛，这也是小咖啡之前常常痛经的原因。

没有把情况彻底弄清楚前，小咖啡的老公提出去做人工授精，这样她的痛苦可能会小一些。但进了医院他们才明白人工授精主要是针对男性原因造成的不孕，如严重的尿道下裂、搏起障碍、无精症、少精症等，因为女方的原因去做人工授精的为少数。另外从医学的角度来说，单周期人工授精的成功率比试管婴儿的成功率更低，只有17%，所以他们最终仍然选择了试管婴儿。小咖啡说，那么难考的大学她都考上了，所以她最开始时信心满满，她感觉自己的心理素质比当时就医的任何一位要好。但有时候拥有强大的学习能力不代表拥有强大的身体素质，所以，当第一次怀抱着必胜的信心接受的却是失败的结果时，她沮丧得整整一个星期没有起床。

她的老公明明也很失望，却搂着她说："不要紧，亲爱的，下一次一定会成功的。"于是小咖啡明明也很难过，却没心没肺地开玩笑："亲爱的，我就不该嫁给你，我这身子骨最合适的职业是尼姑。"

半年后，夫妻俩又投入到第二次试管婴儿周期中。为了更好地调理身体，她辞去了工作，开始把所有的精力都放在这件事上，配合医生打针，配合医生吃药，夫妻二人制定了严格的作息时间表及锻炼时间表。第二次成功了。

　　小咖啡说，怀孕后，她突然觉得之前的一切努力是多么的值得，当孩子在肚子里用强有力的小脚踢自己的肚子时，她感觉世间所有的词语都表达不出那种满足与幸福。当第一次看到孩子的四维彩超照片时，她甚至激动地把头埋在母亲的胸前哭泣良久。怀孕五个月时，心急的婆婆带小咖啡找关系做了B超，是个女孩，婆婆与她都没有失望，相反对这个即将出世的小女孩充满了期待。当看到粉色的小发夹、白色的公主裙时，小咖啡已经按捺不住那种购买欲望了。她与老公的蜜月是在日本度过的，那一年他们从日本的最南到最北，一路追随樱花开放的时间，见识了最美的樱花雨。那时候，她对老公说，假如将来生了个女儿就给她取名"樱儿"，希望她像樱花一样清秀高雅。现在真的是个女儿，她感觉是上天庇佑，天天对着肚中的孩子轻言细语。她说，自己甚至都相信，小女娃明白"樱儿"是她的名字了，每次喊她都会给予母亲有力的踢脚来回应。

　　当小咖啡说到这段时，脸上有着淡淡的笑容。好友眼神里有些疑惑，我示意她不要打断小咖啡的思绪。

　　然而，小婴儿只在小咖啡的肚中成活了七个月。在七个多月的时候，小咖啡出现了无征兆的早产，当时医生全力进行了救治，但孩子只成活了七天。

小咖啡说到早产，说到孩子只存活了七天时是咬着嘴唇的，她说："我明白流产的原因大多是孕妇黄体功能不全、先天性子宫畸形、染色体异常、自身免疫等。晚期流产常是子宫颈内口松弛引起的，还有一些则可能属于先天性发育异常。我可能是最后一种吧，有可能怀下一个孩子时仍然会出现流产或者早产的情况。"

我说："既然找到了原因，医生可以对症下药，何况现在医学技术越来越发达，有了前车之鉴，下次怀到这个月份时直接住到医院保胎就是了。"

小咖啡缓缓地说："我后来又试做了两次试管婴儿，但一直都没有成功。"

我哑然，眼前的这枚女子，美丽，精致，阳光满满，跟故事中那个艰难的、一次次经受打击的母亲形象似乎相差万里。

小咖啡没有跟我说一点点她的难过、痛心、失落感，当形容肚中孩子用脚踹她时她是微笑着的，当形容度蜜月看到的樱花雨时她的样子也是幸福的，我看不到她内心深处隐藏着的难过。

"以后会好的。"虽然小咖啡没有说一点点她的痛、她的伤，但作为一个同样经历过这个过程，了解此中万般滋味的女人，我深知该有多少个夜晚她是睁眼到天明，又有多少个夜晚她心中满怀着那似百虫挠心的悲伤。

一次次建立信心却遭受打击，然后再自己疗愈，再重新"扬帆出海"，然后再一次经受更严重的打击……光想想如何面对那些深爱着自己的家人就是难以跨越的鸿沟。

"我也哭过，可是哭过之后，这样不如意的事依然停留在我的生命之中，如果自我沉没，那我今天必定是个充满了怨恨的人，我将没法过一点点正常的生活，我会给周围的人带去比事情本身更大的痛苦，所以，我得学会原谅，原谅生活给我的打击，原谅我自己。"

小咖啡将手工皂放在阳光下，透明的膏体中可以看到有一片片玫瑰花瓣。她说："你知道我为何选择做这个吗？因为我喜欢它不管外部经受了多大的热度但内心永葆玫瑰芳香的美感。"

谈完简单的工作，小咖啡还要去见一拨代理商，她笑眯眯地跟我们打招呼后先行离去。

此时外面下着雨，她撑起随身携带的雨伞，毫不迟疑地从屋檐下向前方奔去。

我问好友是怎么认识她的。

好友说，四年前，小咖啡是她的上司。

我又有些吃惊，好友在五星级酒店上班，她的职业地位、收入、前途在我的女性朋友中算是排在前端的，而她却说眼前这位

16. 生活如雨，请撑伞原谅

事业刚起步的女子是她曾经的上司。

原来四年前小咖啡离职时，所有人以为她跳槽去了更好的平台，只有好友知道她是因为家庭原因离职，但好友却只知道小咖啡经历了一次早产，根本就不知道一直开朗的她原来背地里经历了如此多的不幸与挫折。

小咖啡家境优越，嫁的老公事业有成，之前的学业、事业也一直顺风顺水，她从来没有想过自己会在生孩子这事上接受当头一棒。

可是这一棒砸下来后，除了短暂的晕眩，她一样要挺起脊背前行。

有一句话叫作："生活如雨，请撑伞原谅。"

没有谁可以永远享受春风十里，有一天，当某个惊雷给你个猝不及防时，你得平静地撑开屋角的雨伞，毫不慌乱地继续前行。

当意识到因为自己的原因让结婚五年的老公连想当爸爸的简单心愿都不能满足时，小咖啡曾主动提过离婚，老公一脸惊诧："如果仅仅是这样的一点挫折就能够把我们打垮，我们为何要结婚？"

"我的表现得配得上他的惊诧。"小咖啡说。

我们总是看到别人的光鲜明亮，却没有看到过他挽起衣袖辛

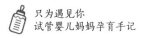

苦的样子。

　　我们总是羡慕别人博学多识的样子，却没有见过他挑灯苦读的身影。

　　所有你看到的他人的平凡的幸福都不是随随便便得来的，他人的坚强、他人的执着、他人的付出皆在你看不到的地方，但我们终究相信，所有与之相匹配的幸福生活都是历经磨砺后的玫瑰花，在某一日定会含香绽放。

17. 神奇的雨伞

有一次读妹妹的孩子小羽的绘本，书名叫《神奇的雨伞》。

这本书讲的是熊妈妈和熊宝宝的故事。有一天熊妈妈带着熊宝宝出门，结果下雨了，这个时候熊妈妈把伞打开，她把伞伸向熊宝宝的那一边。后来熊宝宝看到妈妈的衣服全湿了，但自己的一点都没有湿，便问妈妈为什么。妈妈说，这是一把神奇的小伞呀。后来熊宝宝长大了，有一天她带着自己的宝宝熊妹妹出门，下雨了，她把伞撑开，熊妹妹问，妈妈为什么你的衣服全湿了，我的却没有湿呢。长大成为妈妈的熊宝宝说，妈妈有一把神奇的雨伞啊，长大后你也会有一把的。

我本是打发时间随意给小羽读绘本，却被萌萌的熊宝宝感动到不知不觉红了眼眶。

小羽问："阿姨你也有一把这样的雨伞吗？"我说："等阿

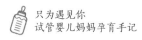

只为遇见你
试管婴儿妈妈孕育手记

姨肚子里的小宝宝降生了，我自然就拥有了。"

怀孕近七个月时，一直平平安安的我有了一次意外。

那天我与母亲一起去逛超市，当时正是下午，且是周一，超市里的人并不多，因此我完全没有想到会出现如此严重的意外。

那天母亲在一个货架上挑选食物，而我则在不远处的另一通道里挑选碗筷、杯子等生活用品。谁也不知道新装修的超市地板存在严重的安全隐患，我一脚踩上去时，地板的一个角居然深陷了下去，好好的瓷砖居然碎了。当时我正斜着身子拿货架上的碗，由于地板不稳，出于本能我只得靠着货架保持平衡，但超市的货架没有固定死，完全不能承受住我身体的重量，结果造成我与货架同时摔倒，但是在倒下去的那一刻，我是跪着倒地的，货架及货架上的商品全部都重重地砸在了我的头上与后背上……

就医途中，我完全感觉不到自己的疼痛，明明自己的额头上有血流下，但那一刻我只关心自己肚子里的孩子是否受了伤。我一再嘱咐心急如焚的母亲："如果要动手术，一定不能打麻药伤害我的孩子，如果我有意外，一定要再想方设法保我肚子里两个月的生命直至让我孩子健康出生。"

菩萨保佑，我只不过是前额和后背被掉下来的水果刀划伤了，后背与腰部被杯碗砸出了几块淤青，肚中孩子估计连惊吓都没有，平安。

我知道我与母亲都拥有那把神奇的雨伞了。

在怀上孩子之前，我和妹妹总是与母亲争执，有时候还会任性地说些伤她的话，然后转身就走。在更小的时候，因为母亲对我们管教严厉，我甚至想过将来等我长大了，一定要离母亲远远的，让她没有机会在我面前唠叨，那时候母亲总是说，只有等你们自己做了母亲，才会知道母亲是有多爱你们。

真的好像上一个月才被母亲罚跪搓衣板，一转眼我的肚中也有了孩子，我居然也成为那个可以为孩子承受任何痛苦的母亲。

有一段时间，我甚至跟小哇讨论，为何所有的困难痛苦都没有办法阻拦我们成为父亲母亲的意愿，为何即使失去金钱、身材、事业，我们还是要拥有自己的孩子。

小哇说："是传承，是想有个与我们骨肉相连、心意相通的精灵来传承我们的血肉，我们的思想，我们的精神世界。我们想把爱给予他，我们想参与他的人生，看着他欢笑，看着他成长，在我们垂垂老矣时看着他英姿勃发，就好像看着年轻的自己，感叹平庸的此生还是做了一件值得骄傲的事情。"

在即将临产的最后一个月里，我已经到了无法入睡的地步，巨大的肚子压在我的身上，任何睡姿都令我呼吸困难，晚上睡觉也只得坐着，但我仍然不同意提早将我的孩子剖出来，哪怕医生说对孩子没有影响，我仍情愿自己痛苦，也要让孩子在肚中多待一天，成为足月胎儿，因为老人说肚中一天相当于生出来后长10天，我要我的孩子健康。

小哇说："直到自己的孩子到来了，我才明白女人固然是脆弱的，但母亲却是坚强的。"

我摸摸自己圆圆的肚子，想象着在未来的某一天，有个奶声奶气的小婴儿会在我的脸上"叭"地亲一口，然后口水流我一脸，光想想便觉得母爱爆棚。

女人为什么要生孩子，为什么无惧任何痛苦，愿意放弃美貌、身材、事业也要生孩子？是因为我们自己想拥有圆满的人生，是我们自己期盼这种幸福，而我们也明白这种如巧克力，如蜜糖，如春风化雨一般的幸福亦需要付出。

我们为什么要生孩子？

有一个妈妈说："是为了能参与一个生命的成长，不用替我争门面，不用为我传宗接代，更不用帮我养老，我只要这个生命存在，在这个美丽的世界走一遭，让我有机会与他同行一段。"

此刻，肚中的孩子踢了我一下，我知道，宝宝感知到我的幸福了。

18. 新生

进入6月份，好像一切都起了变化。

首先是我的肚子，到最后几周长速惊人，肚皮撑得像一层薄薄的纸，亮亮的，可以清晰地看到上面的每一根筋脉，肚脐成了一个平平的"疤痕"，完全看不到沟壑。据说有90%的准妈妈会由于肚皮撑大，使紧挨着皮肤的弹性支撑组织发生变化，产生一些红褐色、紫色或者深褐色的纹路即妊娠纹，妊娠纹一旦出现就没法完全消除了，随着时间的推移，它的颜色也只会变浅而不会全部消失，所以从怀孕初期开始我就每天给肚皮抹一种润肤油，并且会认真按摩。按道理我怀的是双胞胎，肚子比一般女子的更大，肚子上出现妊娠纹的几率更大，但可能因为自身体质的原因，也可能确实此种润肤油极其有效，即使到即将临产，我的肚皮上也无一丝其他痕迹，不仅肚皮，连大腿、臀部、乳房等有可能会长的地方也如我所

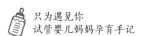

愿没有长，我成了那10%的没长"西瓜纹"的妈妈之一。

这应该也能算是对我辛苦怀孕经历的回报。

从怀孕初期一直到5月初，我从来没有过作为一个准妈妈该有的大饭量，基本上是之前吃多少怀孕后还是吃多少，很少有觉得饿的时候。可到了6月份，情况却一下子全变了，我不仅饭量增大，而且到了半夜居然会饿醒。之前母亲总是要我多吃，但我根本不听，并不是怕长胖而是根本没有多吃食物的欲望，肚子只要不饿，即使面前摆着美食，我也无动于衷。可进入6月，肚中的孩子饭量好像陡然就增大了。特别是夜晚，我即使晚饭吃得饱饱的，在临睡前还喝了孕妇牛奶，吃了点心，但到了零点左右就会生生饿醒来，需要补充食物才能睡着。即使零点吃得饱饱地睡觉，但到了早上5点左右又会被饿醒，粥、奶、水果、点心，有什么吃什么，肚中的孩子竟一点也不挑，我完全成了大胃王。作为怎么吃都长不胖的瘦子代表，我也第一次体会到了肥胖人群的痛苦——吃，原来是一种克制不了的欲望。

进入孕后期，我基本不能出门散步了。我的四肢浮肿，特别是双腿，好像是在肌肉与皮肤之间灌了气，完全没有了昔日身材瘦弱时的纤细，偶尔下楼走走，也需要人搀扶着才能走短短的一段路。因为肚子的原因，早就不能蹲着上厕所，洗澡也无法站着，我得像个老人

18. 新生

一样，在浴室里放把椅子，每次洗澡都得坐在上面。我不能好好地睡一个觉，因为不管哪种姿势，总有一个大大的"球"压得我喘不过气来，即使如起床这样的小事我也需要他人的帮忙，必须得在小哇或者母亲的帮助下才能坐起。有一次在妇产医院进行例行检查，一个抱着个小婴儿的妈妈说："小宝呀，妈妈当初想你早点出来，可如今却恨不得还是把你塞进肚子里。"我当时被小哇牵着，正难受地往车里走，从医院回家不超过20分钟，可我却不知道如何坐着才能舒服一点，我不断变换着坐的姿势，但仍旧难受。

我说："我好想他们出来了，太难受了，其他怀单胎的妈妈不可能如此吧，不然怎么还会想着孩子重回到肚中呢？"

小哇说："那是自然，你现在的累、难受是心理方面的，外人不可分担，但孩子生出来后，心情是愉快的，即使因为照看累着也只是外在的，自然是不同。你要知道你是个伟大的双胞胎妈妈呀，付出得越大收获的才会更多。"

当他说这话的时候，我的眼泪就不听话地流个不停，我也不知道为什么就是想哭，止也止不住，我想起电视中有一些女人在快临产了孩子父亲居然闹离婚，有些连丈夫都找不到了，想想自己此刻的难受，再想想那些女人所受的煎熬，顿觉天底下所有对怀孕女人不好，不万分宠爱孕妻的男人都该千刀万剐，下地狱去。

为了照顾我，母亲已经搬到了我家。每日看着我难受异常，她也跟着心焦，一方面希望孩子能在我肚子里多待一天，发育得更好，另一方面却又希望孩子能早点出生免我痛苦，但她又苦于自己无能为力。我为我的孩子熬着，母亲也为她的孩子熬着。

我艰难度日，每一天看着太阳下了山就会感叹终于又过了一日，每周到了星期一早晨，我又安慰自己肚中孩子又成长了一周，与上一周相比已经又健康了几分，住医院保温箱的几率又低了一成。母亲安慰得更加现实："你多让孩子在肚中待一日，孩子就少在儿科的病房里待一天。如果不足5斤，就需要住保温箱，两千元一天，你算算，今天你是不是又赚了四千元。"母亲的说法虽然有点金钱至上，但想起之前在医院里遇到的另一个三胞胎家庭的遭遇，又觉得再难也得熬着，因为我在赚钱呀。

在孕八个月例行孕检时，医生要我一定要好好保重自己的身体，不要让孩子早产，她说，两周前她们医院早产了一个三胞胎，三个女儿，生下来都只有3斤多一点，入院两周已经花费了数十万元，但幸运的是孩子基本上都健康。

当时我就对小哇说："我的肚子多争气呀，现在每天都是在替你赚钱呢。"

我在孕35周的时候做了详细的检查，医生通过B超对胎儿发育情况和胎盘情况做了详细的分析，孩子的重量都超过了2500

克，胎盘成熟度II级，羊水也适量，只不过有一个孩子有脐带绕颈一周的现象，但医生告知情况还算不错，即使立马出生，按照现在的医疗水平，孩子的健康也是有保证的。我与小哇听到此话，悬着的心总算放下了一些，从最开始选择做试管婴儿至今近一年的时间，大大小小的担心每天都有，现在终于熬到了第三十五周，胜利的曙光就在前方，我们终于可以拥抱胜利了。

做完孕检的第二天是周末，妹妹带上小羽来我家里吃饭。

吃完午饭后，一家人坐在一起寒暄，妹妹谈起她要生小羽时并不感觉肚子痛，而是腰痛得厉害。妹妹说她腰痛，这让坐在沙发上的我也觉得腰痛起来，我对小哇说："我觉得腰也痛了。"小哇说："你呀，这是心理作用，怎么可能上午还好好的，下午只不过听你妹妹一说，结果上分钟还不痛下分钟就开始叫唤了？"

尽管小哇说我是心理作用，连我自己也怀疑自己是心理作用，可腰却是越来越痛，痛得我都不能好好地坐一会儿，只能在房间里走来走去，但走不了几步又得趴在椅背上休息一会儿。

母亲说："还是去看看吧，不然到了晚上更加担心。"

妹妹也说："还是去看看吧，到了这个时候，哪里痛都大意不得。"

虽然极其不愿意去医院，但为了心安还是得去看看。在去的

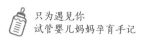

路上小哇说："你肯定是心理作用啦，哪里这样巧，你妹妹生孩子腰痛，你居然也是腰痛。"我也拿不准，只觉得自从上了车，好像腰也不痛了，肚子也不胀了，一切正常，要不是怕小哇责备我听风便是雨，我都恨不得要他调头回家了。

每次去医院最痛苦的事情除了排队就是找车位，当天太阳毒辣地照在车身上，我瞟了眼手机，此时正是一天中最热的时候，下午3点。我怕待会儿去了医院，医生回复一句"一切正常"，我们又得折回家，索性懒理会小哇找车位的烦恼，自个儿在手机上预定了餐厅，心里盘算着，要真如此，晚上请小哇吃一顿也算是"将功折罪"了。

可到了医院，医生检查后，直接严肃地对小哇说："宫口已经开了，马上就要生了。"小哇一下子惊在那里，嘴巴半天没有闭上："马上要生了？"医生对愣着的小哇再次严肃地说了一次："快去办理入院手续。"然后利索地分配一名护士去安排产房，另一名带我去做最后的B超检查。

情况变化得太快，快得我都不能接受，我前一分钟还在盘算着晚餐吃什么，怎么现在就要换病号服了？医生领我到了住院部，要我躺上检查台让她检查，我竟然害怕得发起抖来，眼泪也流了出来。医生问："这是幸福的时刻呀，你为什么哭？"我也说不清自己为什么哭："我还没有做好准备，一点都不痛啊，别

18. 新生

的孕妇不是要生了痛得要死吗？我怎么一点反应也没有？太突然了，才三十五周呢。"医生安慰我："你已经为孩子做好了万全的准备，因为你刚开宫口所以痛感不强烈，但每个女人都有这样的一天，不用过于紧张。"我穿着病号服，医生见我行动困难又帮我找来一个轮椅，让护士推着我去做了B超。十几分钟后，医生拿到了结果，正好小哇也办完手续回来了，医生问他选择顺产还是剖宫产，他也不知道，转头问我的意见。我说："剖吧，我怕我没有顺产的毅力，我怕痛。"医生点点头，说我的情况很理想，顺产也可以，但考虑到是双胎还是剖宫产吧，安全一些。

就这样，我被小哇与医生一起推到了手术室。当我看到手术室的大门缓缓打开，穿着深绿色手术服的医护人员接过我的推车时，我觉得自己真像在做梦一般。

医生帮我从推车上挪到了真正的手术台上，当我看到头顶的无影灯亮起，打点滴的药水挂好时，我才真切感受到，这一天，我想象过无数次的这一天真的就是在此时了。

在还未怀孕时，我曾经去看过一名也是剖宫产的女同事，当时她告诉我，生孩子打麻药是从脊椎打进去的，非常痛苦，如虫子在撕咬自己的后背，就像连续剧中被巫婆下了蛊，虫子在体内啃食心脏一般的痛，此种形容令我一直非常非常害怕。但真正打麻药的时候，女医生轻言细语："现在帮你打麻药啦……会有一点痛……不要紧的……忍一忍就好啦……想象自己的宝宝马上就要来跟你见面啦，多幸福呀。"然后我就只能感觉到有一圈人围着我，在我的肚子处忙碌，偶尔会觉得很酸，但因为麻药的作用，直到我的第一个孩子"哇哇"出生，我都没觉得特别痛苦。"大毛，6点10分出生，男孩，2150克。"

男孩，是男孩，我有儿子了？医生们忙碌着，只是远远地让我看了一眼那个小家伙就又开始忙碌了，还有一个在肚子里睡觉呢。可能是因为打了麻药，我的头脑虽然是清楚的，但总有在梦境中穿行之感。"医生，还有一个是男孩还是女孩？"我的愿望是凑成个"好"字，但自己也太迫不及待了吧。"不要急啊，小家伙还在肚子里呢，你想要个女儿？"医生们都轻言细语的，我甚至都感受不到疼痛了，大约过了5分钟，这5分钟我是后来才知道的，当时对于手术台上的我来说，5分钟比一个钟头还要漫长。"二毛，6点15分出生，男孩，2450克。"哦，又是一个男孩，老天给我们所有的悬念在今天傍晚全部揭晓，我是两个小男孩的妈妈了，我有儿子了！在2015年6月5日，我还未满三十五周的大毛、小毛提前来到这个世界上了。

嗯，少了个女儿，不能给她买花裙子，不能给她扎麻花辫，不能当外婆，我有些遗憾，但想想两个小毛猴可以一起爬树一起

18. 新生

探险，加上他爹就可以来个三人篮球赛也不错。嗯，将来出街，一个给我开车，一个给我提包，将来还会领回两个如花似玉的小姑娘一口一个"妈"地讨好我……我想着想着居然咧嘴笑了起来，瞧我这当妈的，孩子才出生，我就幻想着他们为我服务了。

孩子出生后，医生告知我他们会被送到儿科病房，我问为什么不像其他妈妈一样将孩子留在我们身边，医生说，孩子还是太轻了些，需要到儿科病房进行各项检查，不需要太担心的。这个时候，我听到护士们在聊天，说孩子爸爸买了几个大大的水果篮送上来了，手术室有，产科有，儿科也有。医生对我说："你老公好体贴啊，虽然水果是送给我们吃，但其实是送给你的啦，孩子爸爸很高很帅，你们的孩子长得像他。"我的肚子上此刻估计是一片血，从子宫到最外层皮肤不知缝合了多少针，以前连打点滴都怕痛的我却硬是坚强地从最开始的检查到促排到移植并熬到了今日的生产，总算是大功告成了，我的人生也开始了崭新的一页。想到这里，本来只是眼眶红红的我终于忍不住了，不停地流眼泪。

当我从手术室出来时，小哇与父母已经在等候了。因为病人太多，已无法安排我住进病房，因此我最最痛苦的一夜是在医院长长的过道里度过的。

父母妹妹公公婆婆在看过我后都回了家，他们的脸上都挂

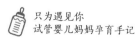

着幸福的微笑，我也微笑着。医生嘱咐我少动，我只感觉体内的血在流啊流，下身黏糊糊的。护士看过后，让小哇打水帮我轻轻擦拭，可从来没有干过这事的小哇看到一团团的血却也是心惊肉跳，根本不敢碰。医生让他打温水，他就接他自认为舒适的温度的水给我用，但那样温度的水对刚刚动了手术后的肌肤来说简直就是冷的。他缩手缩脚地帮我轻抹，最多也就是抹去了最后流的一点新鲜血液，之前凝固的血块仍旧牢牢地粘在我的腿上与私处。我强忍着，此刻我实在没有力气教他怎么照顾我，只后悔怎么不让月嫂早点候在家里，还是没经验呀。即使是6月，湿乎乎的血仿佛在我屁股下面结成了块，冰凉凉的，令人只觉得冷。也不知是痛还是冷，我只觉得牙齿上下打颤，我说"好冷"，小哇也只能帮我多盖点被子，喂我喝点热水，或者紧紧地握着我的手，或者帮我擦去眼角的泪水。我此刻在黑黑的过道里，疯狂地想我的母亲，我多么希望是她在守着我，这样，我不会因为害怕而让血沾在我的肌肤上，她会用热毛巾帮我轻轻地热敷一切我觉得寒冷的地方。而这些，小哇即使再爱我，他也是做不到的。我在自己经受着痛苦的时候才明白了母亲所言：只有当你自己做了母亲才能理解母亲。

那天晚上，我记得我问得最多的问题是：护士，我的麻药醒了吗？此刻是最痛的时候了吗？接下来只会更好，不会更痛了是吗？

18. 新生

第二天，月嫂过来了，小哇也想办法将我转到了单人病房，当我终于换上干干净净的衣服和床单，可以关上门安静地与亲人聊会儿天的时候我才缓过神来，我觉得终于是从鬼门关转了一圈回来了。

产后我经历了所有剖宫产母亲的痛苦。因为没有小孩子吸吮乳房，乳腺未通，我虽然有极少的奶流出但仍旧发胀得厉害，得了乳腺炎，双乳像被人灌了铅，硬得像石头。另外因为剖宫产时插了尿管，导致了膀胱功能的减弱，排尿困难，并引起了泌尿系统感染，出现尿频、尿急、尿痛的症状。特别是手术后第二天，明明有尿意，明明觉得下一秒还不去厕所就有可能会尿在床单上，可真往厕所里一坐就一点也尿不出来，不管怎么样努力也无能为力，明明每动一下伤口就如撕裂一般疼，可每个小时数十趟地往厕所跑，连月嫂都快吃不消了……我天天叨咕着："小哇，即使你愿意给我一座金山我也不想再生孩子了，真是太痛苦了。"医学上给痛感划分了等级，说七根肋骨同时折断的疼痛感与生孩子是同一个等级的。看着每日小哇还能开心地在我面前与好友分享新生儿的照片，我就幻想此刻与他角色互换。守在病房里的母亲说所有的女人在此时都是不愿意再生的，可过个三五年，等孩子大了点，体会到孩子给自己带来的幸福与快乐时又会想再生，女人最容易好了伤疤忘了痛。我没等母亲说完，便一口打断她："不要不要，这个伤疤天天在我的肚子上横躺着，我其他都可以忘，这个可忘记不了，实在太恐怖了。"

孩子在儿科病房，这让月嫂可以很好地照顾我，晚上我可以很好地休息，白天病房里不断有亲朋好友来看我，与已生过孩子的母亲聊养育孩子的妙方，与未生育的聊生孩子的痛苦，最难受的前三天也算是慢慢熬过了。自从在产房里瞧了一眼孩子后，我接下来的一周都没有再见过孩子，孩子爸爸与其他亲人可以每天早上10点半到下午3点半这个时间段去探望一下孩子，孩子由护士抱着，家人可以给襁褓中的小婴儿拍照，与照顾的护士聊孩子的变化。我跟月嫂说："怎么我这个当妈妈的这些天没有看到孩子，一点都不想念呢？"月嫂笑笑："孩子在肚中虽说与母亲建立了感情，但那种感情像一根丝，并不强大，只有后天日日夜夜的相处才能有深厚的感情，所以我们当月嫂的其实是个很虐心的职业，刚与孩子建立了一定的感情就要离开了，所以我每个孩子都照顾不超过三个月，不然分别时太痛苦。"

我恢复得很好，在第四天时已经可以下地弯腰拾起地上的东西了。第五天，月嫂推我去做了出院检查，医生检查伤口时，不断地说："你的伤口恢复得很好，伤口很漂亮。"我不知道医生是否只是安慰我，我也实在看不出还贴着药膏的"蜈蚣"伤口哪

18. 新生

里漂亮，但心里仍旧是有几分高兴的。我想，一定是小哇给手术室的医生买了好些水果，他们自然也将我的手术做好了。

生完孩子第四天我就出院了，医院里床位紧张，特别是我这种单人间，我还在收拾出院的行囊，下一个产妇已经候在医生办公室了。

回到家，伤口已经基本没有痛感了，只是腰腹部还不能受力，但家中有月嫂精心照顾，每日小哇带回来的都是好消息——孩子又长圆一圈啦，孩子各项指标都达标啦，牛奶可以多喝5毫升啦，所以我的心情也是愉悦的。加上生产完的我一称重量，居然只有一百零几斤了，肚子虽然有些松弛，但没有讨厌的妊娠纹出现，脸上虽然圆了一圈，但并没有因为怀孕而长出各种色斑，上次来看我的小姐妹夸我打扮打扮仍然可以出去谈个恋爱，哈，管她们是否哄我开心，难得自己不讨厌镜中的自己，所以没有理由不开心。我将衣柜里收了一年的长裙短衫全部翻出来，让月嫂帮忙洗好烫好，感觉自己马上就可以出门泡吧了。

我们家的大毛、小毛是在我出院七天后回的家。

在医院的七天，儿科把能够对小婴儿做的检查全都做了，所有的指标都正常，两个孩子非常健康。

本来按风俗，在月子中的妈妈不能出门，不能见风，但小哇

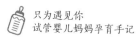

的车就停在地下停车场，出电梯门便到，天气很热，我又带着帽子，即使吹风也就是从医院大门马路边到主楼之间的几百米。第一次接孩子回家这样重要的事我实在是不能因为这几百米而错失机会。

儿科处接孩子出院的家长把整整一条走廊都挤满了，好多爷爷奶奶、外公外婆、保姆月嫂，还有兴奋的爸爸妈妈围在那里，我无法靠近办手续的窗口，只有耐心安静地等着。

大概等待了近一小时后，我终于听到了自己的名字。

在医院儿科的交接室里，我看着小小的婴儿不知所措，太小了，那么轻。这是我第一次抱孩子，虽然孩子都是睡着的，什么表情也没有，整个抱的过程不超过一分钟，但我眼眶就是红了。一回头，看到孩子爸爸也如此，但他强忍着，不让我们看到。因为我和小哇没有经验，只能由月嫂将我家大毛、小毛身上穿着的医院里的衣服换下，换上了我们带过来的衣服，月嫂又用漂亮的小毯子将孩子包裹好抱给我与小哇。准确地说，这是我第一次抱起我自己的孩子，之前只能叫短短的接触。他们是那样的小，那样的软，我既不敢紧紧地也不敢松松地抱着他们，也生怕离我好远的陌生人跑过来撞到我碰到他们。他们甜甜地睡着，并没有因为突然到了母亲的怀抱就微笑或者睁开眼睛看看，但我却觉得那样的幸福，好像自己已经拥有了世间最珍贵的宝贝。有了他们，

18. 新生

我的生命完整了。

我突然想起了之前遇到的那位丢了孩子的大姐刘霜，明白了她说的那种天坍地塌是种怎么样的感觉，也明白了深爱着她的丈夫在知道妻子弄丢了孩子时为何不是安慰而是一巴掌……孩子们，在你们未成人前，母亲一定做一个合格的监护人，护佑着你们长大。

在车上，我对母亲说："妈，我真幸福。"我对小哇说："亲爱的，有你，我真幸福。"然后，我亲了一口大毛，又亲了一口小毛，说："宝贝，谢谢有了你们，正是因为你们的存在让妈妈感受到了幸福。"

母亲怀中抱着我的孩子，眼中满是慈爱，她对小哇说："我女儿为了做试管婴儿真是受了太多的苦，你一定要好好地对她。如今，你是两个孩子的爸爸，这是老天赏给你的福分，不是人人都可以拥有的，你要珍惜。"小哇在开车，我见不到他的表情，但听到了他认真的回答："妈，你放心。"

我相信这四个字。

此刻正是一年中最热的时候，但湘江边的树阴下有些人弹吉他，有些人围成小圈下着棋，有些人提着鸟笼悠闲地唱着戏，还有些人在跳舞……陌生的人们互相不影响，但都快乐地享受着江风、树阴或者与朋友相聚的快乐。看着怀中酣睡的婴儿，我突

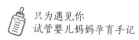

然想起我和小哇当初拿着本假证去办试管婴儿进周手续，结果被护士识穿一把将假证扔回的场景，那天我们争吵，我们哭泣，我们在经过这同样的一段道路时既难过又无助，看不到前方是什么……可是后来我们虽感叹命运的捉弄却又重新抱在一起，互相取暖、坚定信心地走下去，今天才有了抱着孩子一家团圆的幸福体验。

坚持，不放弃，摔倒了拍拍灰爬起来，继续前行，你才能看到前方的风景，这是我获得幸福的秘诀。

其实上天不会无缘无故生出许多故事来，更不会无缘无故做出莫名其妙的决定，他让你放弃和等待，是为了给你最好的。所有的疼痛，所有的忧伤，只要你把那些都看作星星点点的细雨，终有一天它们会发生质变，会变成温柔的序曲，最终成为你生命中璀璨的亮光。

19. 野百合的春天

　　从最初决定通过科学的生殖辅助技术怀孕生子，到最后经历各种困难拥有自己的孩子，在这过程中我认识了许许多多同样在怀孕这条道路上走得不顺畅的朋友，大部分朋友与我都是在医院这个场所遇见的。我们或者是有一样的困惑，我们或者是正经历着同样的治疗周期，我们的身体或者是有一样的症状，我们或者是正一起服用同一种药物共同煎熬，所以我们很容易向对方敞开心扉，愿意让自己的伤口给对方看到。再准确一点说，我们对未来都有太多的不确定，我们互相感觉是同一类，所以那么容易就融合在了一起。

　　在生完孩子后，相当长的一段时间我都没有晚上出过门，即使白天也没有离开孩子两小时以上。因为生孩子后得了乳腺炎，

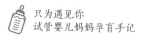

所以我根本无法母乳喂养，但有着月嫂的照料，孩子其实完全不需要我。可是当了母亲的人都明白，孩子带得越久，就越是母亲离不开孩子，而非孩子离不开母亲。

与我第一次谈论此感受的是小区里另一对双胞胎的母亲。

有了孩子之后，在天气好的时候，小区的花园便成了我们这些妈妈们爱去的地方。大家推着婴儿车，穿着家居服，一脸笑容地带孩子在花园里晒太阳，呼吸新鲜空气。然后谈着各自的育儿经，谁家孩子有个什么小病症如何治疗最有效，几个月的孩子如何喂养最科学，可以说这里几乎成了一个育儿第二课堂。小区里有两对男孩双胞胎，一对是我家的，另外一对男孩子比我家的大四个月，长得虎头虎脑，健康可爱。据说他们从生下来到一岁四个月居然从未有过任何的感冒咳嗽等毛病，仅这一点就让我对他们的妈妈佩服有加。于是时间一长，我们两个妈妈常在楼下相聚，后来加了微信，从聊孩子到聊家庭聊工作，到最后一起健身一起淘宝，从邻居变成了密友。

她叫崔敏儿，我第一次听到她名字时，觉得好像韩国人的名字。她默默回应："我的父亲当年公派去韩国，后来因为很多原因跟我妈妈离了婚。虽然妈妈从小把我当公主一样养，父亲给我提供了好的教育环境，爷爷奶奶对我也非常好，但我仍然觉得少

19. 野百合的春天

了些什么，因此，我曾经想着，只要结了婚我一定不离婚，我绝不让自己的孩子也有这种生命缺了一角的感受。"

可是有些事情，明明很努力了，却依然得不到自己想要的。

"我25岁与我前夫结婚，结婚两年多都不怀孕，后来在公婆的催促下双方去医院进行检查。当时做了两次睾丸穿刺，发现男方无精子，然后做了Y染色体血液检查，发现C区和D区都有缺失，医生建议我们做借精手术，但我们都不能接受。后来我们又治疗调理了一年多，可情况依旧没有好转，只能采用医院精子库的精子怀孕。其实在做这项决定前，我们一直瞒着双方的家长，我婆婆还一直以为是因为我的问题不能给她生孙子，我在之前也犹豫不决。但我的前夫说既然他不能生孩子，那么只要是从我肚子里生出来的就是他的孩子，他一定会好好对我们。当时我很爱他，于是便通过借精手术怀上了我的大女儿，我们运气很好，第一次做就怀上了。孩子刚怀上时，他也曾兴奋过一阵子，可后来怀孕月份越大，他对我的态度也慢慢发生了转变。可能肚子越大越提醒他，我怀的是别人的孩子，这对于他是极度难以适应的。后来孩子生下来，有时候朋友不成心的一句'怎么孩子长得比你漂亮多了'，就会让他在回家后突然暴跳如雷。之前那个我爱的人好像陡然之间离我远去了，我每天像做了错事一般需要在他面前小心翼翼，生怕他在女儿面前发火吓着了孩子。后来我想离婚，但我母亲劝我考虑清楚，毕竟离婚后是我一个人养育孩子，极度不易，他也不是孩子生理上的父亲，因此不可能在离婚后还出赡养费，虽然法律上可以要求，但是有什么意义呢？于是我总想着可能孩子再大一点，会叫'爸爸'了，父女之间的感情慢慢培养好了，一切都会好转，但我的愿望没有实现。在一个女儿发高烧的夜晚，我给在外应酬的他打电话，本以为他在此时至少会表现出一个男人的担当，虽说不是亲生骨肉，但一条小狗养了那么久都有感情，何况是人呢？但他给我的回复居然是，又不是我的孩子，不要烦我……于是我们离了婚，一个月之内办妥了所有的手续，孩子归我，不需要他负担之后的一分钱费用。"

"他相貌、事业并不出众，当初追我时，知道我喜欢百合花，足足送了三个月的香水百合。有一年冬天下大雪，我下班时已经很晚了，但我知道他一定在我下车的那个公交车站等着我。可有一天晚上却不见他在等我，后来我一个人独自回家，居然看到他扶着一个老奶奶在雪地里慢慢走着，当时他一手撑着伞，一手扶着老奶奶，伞全靠向老奶奶那一边，而他自己的肩上已泛白了。我一路跟随着他们，直到他把老人送到了家里。那天晚上他第一次吻了我，我也是在那个晚上决定做他的老婆的。我们爱好相近，工作相仿，我总觉得他是可以相伴终身的对象，却没有想到一个孩子轻易就把我们给打败了。"

19. 野百合的春天

"他是医生，在我印象中医生应该承受能力比其他人更强，但在离婚后有一次我与他的好友聊，朋友说虽然我前夫之前也接触过不育的男病人，但这种事情发生在自己身上就根本接受不了，他总认为当大夫的自己是不能生病的，何况得这种病的几率只有十几万分之一，就更加觉得是无法承受的重击。一个男人没有精子，还要接受自己老婆肚中怀了他人孩子的事实，所以心理压力一大，性情也跟着变化，虽然能很好地跟男科大夫沟通，但无法面对自己的家人，因此情绪影响到了生活，改变了一切。"

当崔敏儿与我聊起她的前夫时，我大吃一惊。

"你的女儿与你现在的老公一定是上辈子的情人。"我不止一次在小区里见过这位5岁多的小女孩跟在爸爸的身后撒娇，他俩同样有着大大的眼睛，高高的鼻梁，有时候仔细观察，发现他们大笑时，嘴角会扬起相同的弧度。

"当初结婚我就是奔着厮守终生去的，但走着走着就忘了初心，离婚后很长的一段时间我都过得极度痛苦，如果不是因为有女儿，我甚至早就结束了自己的生命。现在想来我真得感谢我的母亲，年少时她给了我很好的培养，让我拥有一份可以到哪儿都能体面生活的工作，到了中年她又重建我的精神堡垒，让我重新活出自我，让我有能力重新接受更好的朋友。"

崔敏儿毕业于国内著名的音乐学院，她是一位钢琴老师，我见到的她每天都是笑盈盈的，有时候大女儿帮她推着双胞胎婴儿车，她与老公牵着手跟在三个孩子后面慢慢地散着步。小区里花香袭人，但也美不过他们如画卷般的温暖。

"我曾经对着镜子里自己长满细纹的脸伤心忧虑，我曾经对着怀里咿呀学语的女儿号啕大哭，我曾经在工作偶遇挫折时感叹自己就是一朵再也没有人爱的野百合，我以为我的余生就是与女儿相依为命地度过，我以为我给不了女儿与其他孩子一样幸福的童年。但我的母亲跟我说，世间没有一件事很容易，没有人不辛苦，但真正想要去远方的人，不管之前遇到了多大的风雨，只要自己不放弃，一定可以到达彼岸。"

"我的母亲说得真好，她说沉默的岁月里不需要去想象以后的困难，只要静静地做好自己，让自己悄然绽放，蝴蝶就会飞过来。"

"离婚后，母亲帮我把孩子带得很好，我的事业也开始有了些起色，身边的朋友多了起来，原来穿不进去的裙子可以很轻易地穿进去，听到了伤感的歌我不再流泪到天明，我的包里也有了亮丽的口红，鞋柜里有了俏丽的高跟鞋，于是我有了心情带我的母亲和女儿度假。曾经有个记者问徐静蕾，你到过那么多城市，觉得哪里最漂亮，她说布拉格。那一期访谈节目我正好看了，于是对布拉格心生向往，没有做多少计划便带上我生命中最重要的两个女人开始了长途旅行。"

"在出发前，我完全想不到我生命中最重要的另一个人原来在地球的另一端等着我。"

"原来开始爱自己的时候，就会有人来爱你。"

出门在外，崔敏儿自然而然地寻找着与自己肤色一样的中国人，也就是那样巧，她就遇上了他，一聊居然是校友，而且居然来自同一个城市。世人皆说，无巧不成书。可就是那样阴差阳错，两个之前毫不可能相遇的人在遥远的国度，在那样一个浪漫的城市相遇了。

崔敏儿说，他第一次见到她女儿时，说她女儿长得有几分像他。

后来她主动告诉他，女儿的父亲是谁根本不知道，她是通过医院的精子库得来的。他说："虽然我没有捐过精，但请你相信我，我就是她的父亲。"

他有留学背景，事业小有成就。他的父母开明，对她与她的母亲若骨肉亲人。他比她还年轻一岁，初婚。

崔敏儿在认识他半年后就举行了婚礼，三个月后便自然怀上了双胞胎。当拿到医院的B超检查单时，她当着公婆、母亲的面号啕大哭。

她说："我真不明白为什么如此好运会眷顾我，能让我遇上你们，能让我拥有肚中的孩子。"

崔敏儿的婆婆说："生活就像一个杯子，一开始里面是空的，之后要看你怎么对待它。如果你只往不如意的方面想，那么你最终会得到一杯苦水，但如果你往好的方向想，那么你最终会得到一杯清泉。"

我多次看到崔敏儿出门，两个妈各抱一个娃，老爷子负责提着孙子的杂物袋，两口子笑眯眯地逗着大女儿。他们一家人从小区里走过，总是会听到旁边的人议论，有夸仁孩子长得漂亮的，有夸她钢琴教得不错的，有夸她两口子会赚钱的，有夸女主人会做人的，能让公公婆婆与母亲和睦相处在同一个屋檐下。总之，都是浓浓的赞美。有时候心情不错，我会发微信给她："嘿，亲爱的，小区里又有人羡慕你了。"

她说："老天对我们每个人都是公平的。"

"公平的？"我沉思。

我想着自己之前无数个躲在被中大哭的夜晚，再想想如今咿呀学语随便一个表情就萌翻一脸的我的双胞胎宝宝——是的，是公平的，这世界有人让你哭着沉下去，只要你认真对待身边的一切，一定会有人让你笑着浮起来。

19. 野百合的春天

20. 山那边的蓝精灵

老龚是我的好朋友，我不孕、离职、做试管婴儿他都知道，在我的潜意识里他就如闺蜜。我俩乐于分享各自的糗事、秘密，也乐于互相损对方，他男人零星的脆弱会在抽根烟后烟雾缭绕地告诉我。我在做试管婴儿最痛苦的日子里，有些隐秘的感受在小哇面前都不曾吐露，但我愿意在他面前敞开心扉，不是他的口才有多好，而是他随遇而安的幽默感。

去做试管婴儿前我内心惶恐。他说："去做试管婴儿多好，可以一下子生一窝，我将来娶了老婆也是要去做试管婴儿的，像我这样上了年纪的老男人，可以做三个，我给孩子名字都想好了：龚平、龚正、龚开。"

一阵笑之后，我泪水不自觉地流出来。他拍拍我的肩说："有问题，马上去面对，如果你逃避，反而要花一辈子的时间去承受。去试试，试试总没错的。"

后来做试管婴儿成功，在我肚子大得像个球，连翻身、洗澡都需人协助，难受得度日如年时，他来家中探望。这时我才知道原来他有个表姐，是个超级富豪，身体情况跟我差不多，年龄在40岁左右，当时在做试管婴儿这条路上已经花费了近千万，但仍然没有孩子。老龚说："在你准备做试管婴儿时我不提她，我怕她的不顺意影响到你，而现在你得知道自己有多幸运，内心不应该觉得有丝毫痛苦，你现在担心卸货后肚子会如泄气后的气球，但即使真很丑了也是多少人愿意用全部身家去换的呀。"

后来老龚告诉我，他表姐把公司交给CEO打理，两口子上远方支教去了。

清华大学毕业的高材生，上市公司的董事长，老公给自己当财务总监，一言不合就可以放下一切去深山支教的女子我在电视剧里也没有见过，她在我心目中的形象一会儿是霸道总裁，一会儿是有着书卷气质的老师。

后来，我跟老龚说："下次你表姐来了一定让我见见。"他说："有机会的，我结婚她应该会来。她会愿意跟你聊的，因为在生孩子这条道路上她吃过的苦比你多几百倍。"

我孩子3岁时，终于接到了老龚的结婚请帖。他说："我表

20.山那边的蓝精灵

姐他们会来，我跟她提过你，她愿意跟你聊聊。你说奇怪不，她全世界医院跑遍了都没能生孩子，去支教后居然怀上了，现在孩子四个月。"我心里一惊。老龚说："连我都不知道真是她生的还是抱养的，之前我们每次打电话都会主动避开'孩子'这个词，直到孩子办满月酒才知道这回事。"

我说："不管是自己生的还是抱养的，现在她如愿当上了妈妈，这已足够好。"

在老龚的婚礼后，我特意到他表姐的房间拜访。老龚的表姐微胖，穿着咖啡色的类似于长褂一样复古的裙子，没有任何装饰品，没化任何妆，连眉毛都不曾描一下。她身上既没有属于总裁的霸气，也没有我想象中出众的书卷气质，反而可能是较长时间待在农村晒得有点黑了，颧骨处有小雀斑，但她笑起来令人觉得她身上有一股独特的魅力，让人没有防备。

我35岁，她44岁，但她仍让我称呼她"阿蓝"，她笑眯眯地说："我女儿的小名叫'蓝精灵'。"蓝精灵此时正睡在酒店套房的另一间，肉肉的，粉粉的。

阿蓝从清华大学毕业后，独自在深圳创业，一路顺风顺水，直到32岁才结婚。她说在35岁之前，"孩子"这两个字从不曾出现在她的生活里，她总觉得，时机不成熟，与她手上的任何一件事比起来，拥有个孩子是最简单不过的了。

阿蓝在大学时有过一次人流经历，此后，几乎都是采用避孕药与避孕套避孕。29岁那一年，意外怀孕，她又一次选择了人流。

当真正想要孩子时，她与先生去医院做了详细的检查。先生比她小两岁，一切正常。但阿蓝的情况就不太好，她之前月经紊乱，有时候一个半月来一次，有时候一个月来两次，但她从来就不觉得这是什么大事，更加没想到会影响她生孩子，可她的检查结果却不乐观，说是下丘脑—垂体—卵巢轴的调节不完善，影响排卵。

有一些医生是如此有趣地解读"卵"的：姑娘们的卵是需要有人发口粮的，那么发口粮的幕后老板则是老大下丘脑、老二垂体、老三卵巢，这三者是姑娘们内分泌的核心。老三卵巢是一种性腺，负责存卵、养卵、排卵和分泌雌激素、孕激素、雄激素等。老二垂体在大脑里，负责分泌促性腺激素，促进的对象是卵巢，此外，垂体还分泌催乳素。老大下丘脑也在大脑里，分泌的是促性腺激素释放激素，用来命令垂体释放促性腺激素和黄体生成素。如果他们三个不好好合作，任何环节功能失调都将会使各种激素的分泌、性腺激素的释放及相互调节异常，这将抑制垂体及雌激素、孕激素的形成，最终引起排卵的异常，这种现象即"内分泌紊乱"。内分泌紊乱由多方面原因造成的，比如，女性在经期受到风、寒、暑、湿、热等外邪的侵害，导致气血失调；严

20. 山那边的蓝精灵

重的空气污染、焦虑紧张的不良情绪、无节制的夜生活也会引起内分泌紊乱，等等。

阿蓝经过一段时间的治疗后总算月经正常了，去做排卵监测情况也理想，但仍旧没有怀上孩子。于是夫妻俩又去做了一次全面的检查，这一次阿蓝的丈夫又冒出了问题，他的精子活动度低下。

夫妻俩把工作节奏调慢了一点，调养了近半年，各项数据值也基本正常，但肚子依然没有动静，又等待了一年，未孕，后来考虑到越拖年龄越大，于是选择了做试管婴儿。

"2009年1月我取了10个卵泡，受精了8个，不过配成率不高，只配成了4个，当时自己体质不过关，三个月后才开始人生中第一次移植，可移植后第十四天抽血显示HCG值为0，胚胎根本没着床。"

"第二次移植，医生说我的内膜厚，让我再做宫腔镜看看。我用了一个月的消炎药，宫腔镜后又隔了几个月，开始第二次冻胎移植，到了第十四天验血，HCG值为15.4，着床了，但胚胎生化。"

阿蓝说，以前她每天起来的第一件事情就是看财经新闻，看股票，可从两次移植失败后，她觉得K线图的起伏已经不能让她着迷了。她甚至有些痛恨自己为何以前在熬了通宵后第二天不安安静静地睡一觉，而是早起关注那些数字的跳动，为何不在一结婚后就早早进入备孕的状态，而是一天到晚为了所谓的事业忙得不可开交。

2011年，阿蓝选择去美国做试管婴儿，她当时相信只要有钱，找到最优秀的医生一定是没有问题的。在美国的第一次、第二次移植均是失败的，但第三次移植成功了。阿蓝喜出望外，近70岁的公公婆婆与自己的母亲更是激动得一定要跑到美国亲自守着才放心。阿蓝说，那一次的美国之行她花费巨大，而付出更多的则是自己全家人的精气神。她甚至在心底里发誓，只要腹中孩子平安健康地产下，她回国后立马捐赠一所希望小学，认养100个无法上学的农村孩子……可胎儿快满四个月时，阿蓝突然毫无征兆地大出血，当时她慌了，在医院里发疯一般地对医生说："只要你们能帮我保住孩子，你们要什么我都给你们，我有很多钱，用最好的药吧，孩子保住了，我给你们捐一千万，求你们了……"但纵使再高明的医术也保不住她的孩子，三个月十九天，孩子自然流产。

阿蓝说，孩子没了后，她有近一个月的时间没有出房门，谁也不愿意见，天天抱着给肚中胎儿准备的小公仔，一遍遍抚摸那些早已准备好的小衣服小鞋子痛不欲生。她说原来以为金钱可以换来一切自己想要的东西，可是直到活到了38岁她才明白自己错了，她即使愿意将所有金钱、产业、股票去交换，也换不来一个有自己基因的孩子。人人都有孩子，可她，别人眼中的人生赢家，别人眼中幸

161

福得在云端的女人却没有。38岁，她第一次感受到了自己的失败。

去美国前，阿蓝只有110斤，在美国待了近一年，因为各种药物和作息等原因，回来时她胖了整整30斤。"如果腹中有个胎儿或者怀中有个孩子，你让我胖成个鬼我也愿意啊，可是最终我只带着30斤赘肉和一颗沧桑破碎的心回来了。"

公司里所有的同事，都以为这过去的一年她是在美国进修，因为她的身影常在公司的视频会议上出现，她不曾因为自己的身体原因而懈怠了工作。

朋友们都说："阿蓝，该生个孩子了，你的事业已经够成功了。"她总是淡然地笑笑："好呢，不急。"

阿蓝回来后用半年的时间锻炼身体，通过各种食疗调整内分泌，她是个意志力强大的人，不愿意放弃做母亲的权利。她每过两个月就会专程去见医生，可检查结果一切正常的情况下就是不怀孕。后来他们又听说日本的试管婴儿技术全球领先，于是又去了日本。从第一次去日本接受检查开始，前前后后共去了近十次东京，她说医生检查的结果都比较乐观，于是她也像个踌躇满志的战士，披盔戴甲再次踏上征程。母亲与先生全程陪伴，他们在日本租了房，做好一切准备，满怀期待地迎接那个小生命。开始非常顺利，取到4个成熟的卵。可是，失败像一只黑熊，一只"呲呲"喘气的凶暴的野兽，它来过一次就认识路了，即使她逃到了日本，它也可以找到她。

丢盔卸甲，阿蓝这样形容自己。

整整五年的时间，她已做过无数次检查，曾经五次躺在中国、美国和日本最先进医院的取卵手术台上。五年的时间里她的皱纹长出来了，耳角的白发居然也冒出来了几根，身材变形，心情低落，连自己的母亲也灰心了，劝她不要再折腾自己的身体，抱养个孩子算了。

阿蓝说："原来我相信只要努力一定会有回报，但当时，我明白了在生孩子这件事情上，再努力也不一定有收获。"

阿蓝39岁那一年，她的父亲70岁，她是他的独生女儿，可是直到父亲去世他也没有抱到外孙。去世前一周，父亲拉着她的手说："女儿啊，这些年你一直使全力在冲冲冲，为了完成一个又一个的目标一直往前，但是你过得快乐吗？从小你就一条路走到黑，但现在的你应该学会拐弯了，学会放下了，不要太执着于路怎么样了。"

父亲的去世对阿蓝的打击很大，她突然觉得自己即使拥有一座金山也是个失败的人，她根本不快乐，根本找不到活着的意义，每日所做就是为了所谓的成就感，为了成为别人眼中羡慕的那个自己。后来的某一天，她突然打开了尘封多年的一个箱子，翻开了自己大学期间的日记，日记中的自己青春洋溢，朝气蓬勃。她看到18岁的自己有一个梦想，那就是帮助更多的人，她在日记里许下誓言，在有一定的经济基础后一定要为山区的孩子们建一所不错的学校，她要自己当校长，要让山区的孩子们也能在不错的学校里上学。原来青葱岁月里的自己的梦想是去一个山清水秀的地方当老师，儿女环绕，爱人陪伴，而非现在这样孤独寂寥、高高在上的蓝总。

掩上20年前的日记本后，阿蓝怅然若失，她觉得老天让她在那样的一种心境下翻看已经封锁了多年的泛黄日记一定是有寓意的。

梦想相同的人很多，但努力去实现的却很少。

当天晚上，她把自己的想法向家里人诉说，说想放弃就医，放弃生孩子。她说："我好累，你们让我休息会儿吧。"原本以为放弃在深圳的公司去山区建一所学校并亲自去支教听起来疯狂，家人一定反对，可是令她没有想到的是，公公婆婆、母亲居然全部赞成，他们甚至表态等她把一切都筹备好了，他们也过去帮忙，丈夫也说等把公司里的事务都安排妥当了，他也可以每隔一段时间去教孩子们画画，他曾经的梦想是当一名漫画家。

阿蓝是行动派，从有这个想法到真正来贵州省西北部的贫困村落当老师，只用了一个月的时间。该村是国家级贫困村，全村

90%的青壮年都选择外出打工，村里只留下了老人和孩子，而全村近40个孩子缩在一个300平方米的学校里上课，40个年龄跨度达10岁的孩子只分为两个班，由村里两位年纪较大的老人担任教师。教室年久失修，一到雨天就会漏雨，教室里的桌椅板凳缺胳膊少腿，孩子们夏天的衣服鞋子可以穿到深秋，厨房、厕所的卫生条件差得惊人。

阿蓝家境优越，学习、事业顺风顺水，如果不是因为在生孩子一事上一次次地受挫，或许她永远都不会来到这样的地方。看着一个个天真无邪的孩子衣衫褴褛，每天走一个多小时山路上学时，她想起自己的豪宅豪车以及各种动不动就上万的衣服鞋子，她无数次对自己摇头、叹气，责问自己为何不早点来到此。到达山村一个星期后，她便开始动手请施工队修整校舍，她自己设计，同时请山外的丈夫寄来所需要的各种物资。仅仅三个月的时间，她便将原本破旧的学校翻修一新，这个学校有了宽敞的教室，全新的课桌椅，整洁的寝室，干净的厨房和厕所。当新校舍落成，孩子们穿着崭新的校服站在操场上升国旗、唱国歌并全体向阿蓝弯腰致谢时，她感受到了从未有过的幸福，这种幸福已经完全超越了之前的任何幸福体验。

阿蓝的班上有一名父母双亡寄住在伯伯家的孤儿，有一次她发现该学生书本上钢笔字的颜色非常淡，她以为孩子买到了假冒的蓝墨水，可是后来她发现这个学生居然朝墨水瓶里滴清水。阿蓝问他为何要这样做，他说："老师，我不想向阿伯要钱买墨水，加点水可以用久一点。"阿蓝听罢，抱着这个6岁的瘦弱男孩泪如雨下。孩子不明白阿蓝怎么突然哭，帮她拭去泪水时说："老师你抱着我哭时，我感觉到妈妈的味道了……"在那一刻，她突然明白之前以为此生没有孩子将不完整，但其实只要你把爱洒出去，任何孩子都可以成为你的孩子，你会爱他们，他们也会爱你。

在城市里，阿蓝从来不告诉别人自己的不孕经历，她总是把自己包裹得严严实实的，把自己最坚强的一面展示在众人面前。可是在这儿，面对这些孩子、老人、妇女，她完全可以敞开自己的心扉。当有学生家长关切地问她，想不想有自己孩子时，她平静地表述自己的不孕经历，会自嘲地说自己生不出孩子。所有人都说："不可能，你这么善良的人怎么可能会没有孩子？会有的，我们村历史上就没有过生不出孩子的女人，你一定会有的。"

阿蓝内心里苦笑，她不相信全世界最先进的医术都医不好的病，会因为她的善良而出现奇迹。

刚开始阿蓝仅仅是想完成自己年轻时的一个梦想，当一年半载的支教老师，利用自己的能力帮助这个小山村的孩子改善学习条件。但随着时光推移，她发现自己渐渐适应了山村生活，并被当地人憨厚朴实的品质打动，为青山绿水的自然环境陶醉，她喜欢听到孩子们的琅琅读书声，喜欢看到孩子们纯真的笑脸，喜欢一些低龄的孩子叫她"阿蓝妈妈"。阿蓝的丈夫每隔一个月就会来住上两周，他教孩子们画画，他喜欢看孩子们在拿到自己画作后的成就感。每次忙碌过后，他俩会一起坐在校门外的山坡上，吹着凉爽的风儿哼着歌，呼吸着清新的空气看落霞万丈，赏星光点点，听溪流潺潺，这份清幽和美好，是他们在喧嚣而快节奏的都市里永远体验不到的。

阿蓝的老公说："以前总觉得没有孩子是人生的一个大窟窿，怎么都填不满，可现在觉得没有那么遗憾了，以后我们俩就把这里当成家，一辈子在此教书育人直到白发苍苍，最后双双睡到这片深山林里也没什么不好。"

闲下来后，有时阿蓝也会静静反思自己不孕的原因。

不孕的原因除了本身从体内带来的疾病或后天人为因素造成的外，还有晚婚晚育、社会生存压力变大、环境污染、不良的生活习惯和情绪等因素，比如空气的污染、汽车尾气的排放、森林资源的破坏、水污染、食品的污染、电辐射等。

反思自己以前的生活，除了自己人为选择两次人流外，每天呼吸的空气质量并不优良，自己吃进去的食物不知道是否美味与毒素并存，初创业时日夜颠倒，从未按时就餐，后来时时处于竞争的压力之下，情绪紧张，喜怒无常。

阿蓝看到小山村里的村民在集市上买肉买鱼，完全不需要塑料袋，鱼和肉都用山上的棕叶拎起，简单耐用又环保。

阿蓝还发现小村庄里的人都爱喝村头一处井里的泉水，有些老人孩子都是直接饮用，她总觉得不卫生。后来，她让丈夫将水带到深圳找专业的机构检验才知道原来这确是一处极好的天然水源，水中包含天然的铁、钙、锂等，而专家告诉阿蓝的丈夫，水中的锂对中枢神经系统活动有调节作用，能安定情绪，改善造血功能，提高人体的免疫机能。

另外，阿蓝发现老伯们种菜从不需要使用农药的。

小山村周边十几里地都没有工厂作坊等对空气、对水源有破坏的破坏源；人们出行大部分仍是骑自行车或摩托，汽车很少，很少有尾气污染；留在村里的大部分人仍是靠人力作业，靠天吃饭，依然过着日出而作、日落而息的生活；村民家中电器较少，也没有什么电磁辐射……

阿蓝说去支教前，是抱着去受苦的决心的，她觉得自己是在做一个发光球，带着钱和精力去拯救贫穷闭塞的山村。可是慢慢地，她发现自己真的喜欢上了这个地方，享受这种纯朴与宁静。她觉得在这儿过的是一种世外桃源般的日子，呼吸的空气，品尝的食物以及精神上的放松都让她明白原来这也是一种富足。

来山村十个月后，阿蓝发现自己的例假居然没有按时来，当时以为又如之前一样出现了月经不调的症状，但是因已没有了生孩子的压力，每日忙忙碌碌倒也忘记这个事了。直到有一天她被一位老乡邀请去家中吃野味，她刚一进那家的门，就被厨房里浓重的膻味冲得呕吐不止，生养过孩子的老妈妈问她是不是有喜了。当时她连连摆手说不可能，说自己去很多医院都看过，不可能怀得上孩子的。又往后拖延了十几天，其间她又出现了几次晨吐的症状，而例假也一直没有来。于是阿蓝在老乡的陪同下去镇上看了老中医。老中医六七十岁了，什么也没问，直接把脉，最后他说，怀孕了。阿蓝听到笑了半天，连说不可能，可是对方却将她的例假日子都算对了，而且给她推算了怀孕的具体日子，阿蓝心里一"咯噔"，他说的日子正好是丈夫来给孩子们送新冬被的日子。

阿蓝恍恍惚惚回了学校，恍恍惚惚给丈夫打了电话。她被内心里那种梦想成真，但又怕又是个梦的复杂感情折腾了一天，直到第二天晚上她的丈夫与一名医生同时出现在了学校。同样把了脉，测了十几张早孕试纸，最后同来的医生肯定地说，没错，是怀孕了。

第二天，一行三人去离山村有近3小时车程的镇医院抽血检查。当看到检查单上的"阳性"两个字时，阿蓝才敢相信原来自己真的中了"彩票"。她简直无法相信这样的事实，就像当初在美国无法接受自己四个月的孩子流产一样。她抱着丈夫痛哭，这是真的吗?老天爷会不会在四个月的时候又把他夺走?

怀孕了，以她42岁的高龄实在不适合再一个人留在偏远的山村养胎，可是这里的孩子们也舍不得她呀，相处了近一年的孩子们已与她产生了深厚的感情，她实在是放心不下。但丈夫劝说，肚中孩子需要在先进的医院进行检查，需要在最好的环境里成长。最后阿蓝妥协，先聘请优秀的教师来接替自己的工作，她回深圳养胎生孩子，待孩子生下来后再做安排。

临行前的最后一晚，阿蓝挽着丈夫的手围着校园不舍地看着。这时，一个低年级的小女孩跑过来对她说："蓝老师，我妈妈给你做的酸枣粒你还有吗? 我妈妈说，你现在肚中有小宝宝了，那个就不要再吃了。"阿蓝当时心中疑惑："那个酸枣粒很好吃啊，蓝老师还想请你妈妈多做一些，我想带回深圳去吃呢。"小姑娘说："蓝老师，我听我妈妈跟我奶奶说，因为你不生宝宝，所以我们要上山顶的峭壁上采神药，但我奶奶说你肯定不会相信，所以我妈妈就做成了酸枣粒让你当零食。但是现在我妈妈不能做了，没法给你带回去了。"阿蓝眼圈红了："为什么你妈妈做不了了，是因为那神药没有了吗?"小女孩说："我妈妈下山的时候腿摔断了。"

第二天，当阿蓝看见小姑娘的母亲拖着一瘸一拐的腿在菜园里锄草时，她扯了扯身边的丈夫说："我不走了，我知道我为何能在这儿怀孕了，我的孩子就是这个山村孕育出来的一个奇迹。既然他来了，我们就相信山神会保佑他平安生下的。其实不是我给这个山村带来了福气，而是这个山村给我的人生带来了转机。"

阿蓝不肯走，她的丈夫也就没有走。后来新的支教老师接替了阿蓝的工作，她自己有空就教孩子们唱唱歌，闲暇时给校园外的大片花圃浇水。她的先生则把山村里的一切都画成了漫画，他说，这是送给未出世的孩子最好的礼物。他们一直在山村住到阿蓝怀孕八个月才回深圳生产，虽然之前的产检做得非常简单，但母女平安，万事顺意。而夫妻双双离开的一年，公司的发展居然比以前还好。

阿蓝说："当我下定决心去支教时，我是已经做好了千金散去、公司倒闭、孤独终老的准备的，我一度都认为或许我的先生都会卷着钱财重新找个年轻女人给他生孩子。但是，我实在没有想到，原来并不会这样。我原来一直不明白我父亲所说的要学会拐弯，学会放下，不要太执着于路是什么意思，后来在山村里待

20.山那边的蓝精灵

得久了，心终于静下来了，会回想自己前四十年的生活经历。有时候我们处于人生的某个阶段，总是会固执地以此为目标，而放弃了与其并存的其他事物。我年轻时只要学习，不管身体；后来创业了，将一切精力放在工作上，完全没有考虑过其他；再后来想生孩子，又将所有的力倾注到这个点上来，不断地去弥补之前对身体所犯下的错。可是人生在世，没有哪一件事情可以单独存在于一个空间里，我们不可以为了学业不要身体，不可以为了赚钱克制内心的其他需求，不可以为了赚钱或某一个其他的目的而忘记生活的本真。比如你往小溪里排入工业废水，比如你为了吸引顾客而往食品里加了不该加的添加剂。生活的因果轮回，总会在某一天全部归还给你。就像我，之前不断索取、不断透支自己的身体，最终需要用近七年的时间来弥补之前犯下的错。"

阿蓝静静地跟我聊起这些，我捧着暖暖的茶杯，仿佛随着她进行了一段时光之旅。其间，有几次蓝精灵在隔壁哼了两声，她立马起身过去查看，回来时一脸的笑意："阿乔，四个月的孩子会做梦吗？瞧她那小脸笑得像一朵花似的。蓝精灵的到来让我明白生活就像一朵玫瑰，得由一片一片的花瓣组成，如果你的这朵花只有一两片花瓣鲜艳，而其他的花瓣萎缩，那一定不是完整的。"

阿蓝说："之前每每想起自己一遍遍往医院跑，一次次接受取卵移植，一次次承受失败，我都觉得非常痛苦。可是现在回过头来想想那些当初你觉得快要了你的命的事情，那些你觉得快要撑不过去的境地，你会发现一切都会慢慢地好起来。就算再慢，只要你愿意去改变，只要你愿意去等，它们终究会成为过去，你的蓝精灵总会到来。"

21. 寂静的春天

在我的世界观中，称得上幸福的人应该是均衡发展的，家庭、事业、自我的追求缺一不可，家庭再幸福没有自我，或者事业成功但家庭、感情缺失都称不上圆满，到白头时终是有落寞的。我不想在30出头的年纪就开始为将来的遗憾助力，于是，当孩子满3岁上幼儿园后，我认真地与家人讨论，在权衡了时间、精力、得失后，便在当了近四年全职妈妈后重新开始跨入职场了。

因为有认真地思考，所以从最开始递简历时我便有明确的目标，自己拥有什么，想要什么，能给对方创造怎样的价值，当想清了这三个问题后，工作很快就找好了。还是自己熟悉的行业，只不过职位、工资都比以前低，但是写字楼离家近，家里有个什么小意外召唤我，步行10分钟即可到家。

女本柔弱，为母则刚。其实工作压力这种东西就看你以怎样的心态去面对，处理得好完全可以转变成促使你前进的一股力量。当了妈妈后的女人心思更细密，忍耐性更强，做事情更有条理性，而这些属于母亲的特质也让我的职场生活紧凑与愉快。

工作半年后公司组织了一次集体旅游活动，地点是浙江普陀山，我欢呼雀跃，但有一些同事则觉得有些意外，原来前几次公司的年会也在那里举行。

普陀山是中国佛教四大名山之一，年近40的总经理对普陀山似乎情有独钟，于是我们猜测他是个虔诚的佛教徒。后来又有同事八卦说普陀山上有个"送子楼"非常灵验，因此猜测有可能儿女双全的老总还想再追第三胎。

去往浙江的航班上，我凑巧紧挨着他的座位，他穿着与平日里非常不一样的宽松的棉质衣服，一双极简的布鞋，从不戴饰品的他脖子上戴着一串佛珠，令人看到他就会想起"一切有为法"或者"凡所有相，皆为虚妄"等句。我问他："汪总，你信佛吗？"我本来只是随口问问，却没有想到他突然对我说："小乔，我给你说个往事吧。"

2010年，汪总操作了一个大型的定向开发项目，当时项目营销中心有一个叫田春的女孩，她的职位是销售主管。田春来自农村，有着城市女孩所没有的纯净，她工作也努力，常给大家如沐

21. 寂静的春天

春风的感觉，于是大家渐渐忘记了她的本名，而是将她的姓名倒过来，以"春天"的谐音称呼她。那年9月，项目开盘，收款、签合同、接待客户等琐碎之事非常多，大家经常需要加班，骨干员工春天却突然提出了要请假七天，春天的经理不同意。于是她直接跑到了汪总办公室，铁了心要请假。汪总爽快地给她批了假，但前提是在中途最忙的一天来财务室帮忙，协助出纳的工作，春天同意了。可是才休假一天她又打电话给汪总，说还需再请一个月，也就是总共要请假三十七天。汪总非常生气，当时他心里暗想，是否这个春天没有表面上这样单纯，而是有心机地想让公司主动辞退她，这样她既不需经历这一个多月的辛苦，公司也不得苛扣她的佣金。春天的经理则猜测她是通过此种拙劣的方式让领导体会她作为骨干的重要性，让领导涨薪。汪总惜才爱才，虽然内心有不好的联想，但还是愿意相信春天确实是有非常重要的事情等待处理，于是他做通了人力资源经理的工作，同意她休假留职。休假三天后，春天来财务室配合出纳收了一天的款，然后又回去休了两天。两天后她意外地回来了，说要销假，要求立马回来上班。她毫无理由的变化无常及她的销假行为完全坐实了来自外部不好的猜测，所有的人对她的态度来了个180度转弯。汪总虽表面同意了她的销假要求，但因为内心已有成见，所以只安排她做些协助收款方面的简单事务，暗地里他也给春天

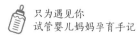

的经理授意，这个女孩子城府实在太深，功利心太强，这样的员工要尽早淘汰。

销假回来的春天明显工作状态不行，思想上开小差，经常一副若有所思的样子，所有的同事都以为她是为自己的计策未成功实施而懊恼。半个月后，春天在收一笔首付款时出现疏漏，给公司造成了极其不好的影响。如果没有之前那些事情，这样的意外最多罚点款了事，但正是因为领导层对她的印象已全部改观，汪总直接批示：劝退，佣金只发10%。

故事讲到这里，汪总问我的看法。我说："春天应该是遇到了点难事急需用钱，所以想通过此种方法提前拿到佣金，20多岁的女孩子谁不想多赚点钱，特别是定向开发项目，她想提前拿到钱的心情我可以理解，但她使用的方法确实也太极端、太功利了，从另一方面讲她确实伤害了对她好的人。"

汪总苦笑一下，说："是啊，当时这件事情把我气坏了，感觉她辜负了我对她的期望，感觉自己看走了眼，好长一段时间里我都在公司里把她作为负面典型批评。我甚至还说，不要以为农村出来的孩子就纯朴些，有时候他们心眼更坏。可是我没有想到，在事情过去大约5年，她在我心里早就被淡忘成一个小黑点后，我居然在一个高档会所里遇到了她。她的样子跟之前相比有了很大的变化，

21. 寂静的春天

原来长长的直发剪短了，浑身散发着一股说不出的沧桑感，更令我不理解的是她居然在那里做洋酒的促销员。"

春天一眼就认出了他，他也立马就意识到这是五年前营销中心那个自己亲自招聘且极度喜欢，最后又无情下令解聘的令他又爱又恨的姑娘。

春天喝了点酒，汪总也是。想起多年未见，他便问了一句："这些年过得还好吗？"本来只是出于客套随口一说，但春天居然一下子就眼红了，她的泪水在眼眶里打转，说："不好。"

"原来我以为我是很睿智很仁厚的人，我相信自己做的每一个决定都是正确的。但是，那个晚上，当再次遇上春天知道了当初她的遭遇后，我突然意识到原来自己充满恶意的思考方式，已将她拉入到我无法负责任的曲解深渊。"

春天出身农村，父母生养了她和两个弟弟，母亲在她15岁那年就去世了。父亲一人养大三个孩子，极其不易，但她父亲仍然选择供她读完书。本来她读师范类的学校可以回老家的镇上学校当老师，但为了补贴家用，毕业后她留在城市选择了收入较高的房地产行业。后来弟弟们陆续工作，她的压力也小了点，因此在28岁那年嫁给了一个城市家庭出身的丈夫。虽然丈夫家境一般，但公婆却总觉得春天高攀了自家的儿子，对她百般挑不是，唯一能让春天理直气壮的便是当时她的高收入。春天总是想着自己努力一点勤奋一点，打拼个三五载，待自己在城市里买下一套小房子后就扬眉吐气、苦尽甘来了。存款是一点点在增加，可结婚一年多的春天却始终未孕，后来去医院检查，发现她属于严重的先天性宫颈口狭窄，很难自然受孕。知道原因后她一度很害怕，但还是偷偷进行治疗，可半年后还是未怀孕，公婆对她的态度越来越差。经过一段时间的考虑后，夫妻俩便决定去做试管婴儿。这也是她选择做定向开发项目的原因，没有太多的销售压力，大部分时间工作都较清闲，就诊时间她也是精心算过的。但是谁也没有想到因为取卵过多，有超刺激，医生提出得治疗两个月时间，这样一来便正好赶上了项目开盘那段最忙的日子。当时她之所以请假，是因为需要进行胚胎移植，请假一周完全是根据医嘱。但后来她的公婆却说一定要休息一个月才行，不然孩子容易流产，而她也是有害怕的，所以才听从了公婆的建议又来补请一个月的假。在移植的第五天，她上了一天的班，当天她一直骗财务说自己头痛，同事也挺照顾她，只是让她坐在那里开开票据，并没有做过多劳累的工作。可是当天夜里回去后，她的阴道就开始有少量的血流出，当晚咨询医生说是正常现象，她便战战兢兢地熬了一晚。可到了第二天上午居然开始大量出血，后来急忙就医，检查结果令人痛心，胚胎没有着床。

21. 寂静的春天

知道移植失败后，本就对春天不满的婆婆天天在家里大哭大闹，说儿子不孝，娶了这样的女人，连孙子都不能给她生，又骂春天不听劝硬要去上一天班，肯定就是因为劳累所以导致流产了。春天本来比谁都更加难过，天天以泪洗面，可是除了不善言语的丈夫偶尔给她一两句安慰外，她完全把苦一个人默默承受了下来。她知道自己不能倒下来，所以来不及悲伤，来不及调整自己的身体，她仅仅卧床休息了一天便去销假了。她要赚钱再治疗，做试管婴儿一次不成只要有钱还可以进行第二次；她要赚钱，要买下属于自己的房子，从此在城市里有了真正的安身之所。但她明白请假销假这件事令领导对她的印象改观，同事都猜测她的用意，她也曾多次想跟领导把事情说清楚，但即使前一个晚上下定决心，第二天到单位看到两个大男人，她依旧不知该从何开始说起。她一厢情愿地想，只要接下来自己工作努力，时间久了的话，领导、同事对她的好印象又会回来的。

春天明明遭受了当头一棒，明明一肚子的痛苦，但是除了一个人在背地里暗暗哭泣外，白天还是得装得没事人一样笑着上班。后来因为疏忽丢了工作，这给她的精神又是沉重的一击，让她觉得整个世界都塌陷了。失去孩子，失去工作，她都不知道自己接下来的人生该怎么往前走。在家沉睡三天后，她才跟家人坦白自己失业了。

收入水平决定家庭地位，之前公婆觉得她唯一的优点就是收入尚可，现在仅此一个优点也没了。于是他们各种难听的话都说出来了，说她是农村的呀，说她肯定以前打过胎不能生孩子啊，说她不听话不肯好好养胎偏要去上班害他们没有孙子啊。

在之前家里发生矛盾时，她总是沉默着，有时候丈夫也会帮着她数落母亲几句，但这次，丈夫却似乎认同了他母亲之言，全程抽烟。春天是爱自己的丈夫的，她比谁都想生个孩子、比谁都想多赚点钱，但是这一切却似乎并没有朝着她想的方向去。

她突然感到原来自己是一个没有爱、没有体贴、没有生孩子的能力、没有工作的可悲的女人，但这一切该怪谁？怪母亲生下来时便把病带给了她？怪丈夫的不体贴？怪公婆的势利？怪领导们的不留情面？怪自己？可是自己到底是哪里做错了？

春天爆发了，她把多年来所受的委屈，把自己隐忍的痛苦全部宣泄了出来。她说："你们以为我想去上班吗？我多想可以安心养胎不用为生计发愁，但我能不去工作吗？我是很难生孩子，但是医生说了，这是天生的，我能选择吗？我身体有问题自己赚钱治，可为什么你们不能够体会一下我的感受？这几年我努力工作，努力对你们好，可为什么我得不到你们一点肯定？别人都说善有善报，我看你们没有孙子就是因为你们不善所以没福

21. 寂静的春天

报……"

完全未经头脑地发泄完后，春天拖着疲惫的身子冲出了家门，她想找个地方去，却发现原来根本就没有可以去的地方。每次回家她都把自己包装得幸福美满，父亲、弟弟总认为她嫁到了城里日子过得不错，自己的工资明明就不算低，与她同龄的女同事包包鞋子换个不停，可是她却买任何东西都要考虑再三，她需要减少不必要的开支，她要自己努力存钱看病存钱买房啊。

从家里出来后春天一个人在公园里坐了一下午。阳光和煦的9月，公园里到处是欢声笑语的孩子。想着自己的遭遇，想着那个未跟她结下母子情的孩子，她再一次痛得心如刀割，她站在江堤边多次想要跳下去就此结束这一切。但是那个下午父亲打电话来了，说家里收了好多橘子和板栗，要她有空回家拿。她强忍着说："好，阿爸，等我休假了我就回家来。"

当天晚上9点多，已在快捷酒店里蒙头大睡的春天被急切的电话铃声吵醒了，她一看是丈夫，便不想接，他连续打了几个，春天都没有接听。又过了两分钟，她收到一条信息："我们在××医院，速来。"

待春天心急火燎地赶到医院时，一块白布已经将婆婆的脸盖住了。丈夫看她的眼神令人害怕，那是一种拒人于千里之外的冰冷，春天只看了一眼，身体就颤抖起来。

当天下午，在春天与婆婆大吵一架摔门而出后，被气极了的婆婆在家里先是骂媳妇，然后骂儿子，后来又骂老公，后来她终于骂累了，便去睡了一觉。傍晚她起床做了饭，饭后她下楼倒垃圾，倒完垃圾上楼时就觉得全身抽疼，她儿子立马把她抱到了房内。可是一躺下去情况就不好，家人、邻居立马喊来社区诊所的医生，其间也做了些措施，后来送去医院，可是到医院不到半个小时老人就去世了。医生给出的结论是因为脑出血导致神经系统受压，影响了呼吸和心跳，导致快速死亡。

春天不知道自己是痛苦、自责，还是后悔、害怕，她完全无法接受几个小时前还大嗓子骂她的婆婆居然已与她阴阳两隔。虽然她也曾在被责骂之后暗地里诅咒她早升极乐，但是当这一天确实到来，当自己成了诱因时，她突然意识到自己错了，全错了，从一开始自己就错了。

一个月后，春天与丈夫离婚了。

从住了四年多的房子里跨出来，看着脚边两个行李箱，她才觉得原来自己从来就是一无所有。

休息了不到一个月，春天开始找工作，但是她不明白为何生活变糟后连工作也找不到了。

汪总说，这个圈子多大啊。春天诚实地写着自己的从业经历，有好几次，圈内的朋友问："你们那出来的田春怎么样啊？"他总是实话实说："反正在我们这闹了点不愉快。"

五年间，春天又跨入了另一段婚姻，中间具体的情节，她没说，他也没有问，但春天依旧没有孩子。在与第二任丈夫结婚后，她又进行了两次试管婴儿手术，移植了三次，但是均以失败告终。

当故事讲到这儿后，我与汪总都长时间没有开口说话。来公司半年，他虽然知道我有一对双胞胎儿子，却并不知道我与春天一样是个不孕患者，不知道我曾经也因为想要兼顾好工作与怀孕而痛苦不堪，不明白我了解春天曾经把所有的压力都埋在心底而不敢跟领导倾诉的彷徨无助。

"那天晚上，我们聊到凌晨，春天说她听人说去浙江的普陀山求子很灵，就特别想去，她听说只要连续去三年，肯定是有求必应。她最大的愿望就是能有个属于自己的孩子，她相信自己努力工作，一定会是一个好妈妈。"

"两个多月后，我公司有一个不错的项目开始招聘员工，当人事部的人把招聘计划交给我时，我第一时间给春天打电话。电话是一个男人接的，不知道是她的丈夫、父亲还是弟弟，他说，一个多月前春天不知什么原因去往浙江舟山，结果在那边出了严重的交通事故，当场死亡。"

到达舟山的时候已是傍晚，当我耳边吹拂着当地的微风时，我感觉是一股隐秘的力量，让我来到普陀，感受这里的佛性，让我恰巧坐在了汪总的身边，恰巧知晓了这个故事。

当天夜里，我们在舟山休息，窗外月光皎洁，我却根本睡不着，我久久地咀嚼着故事的结尾，反复想着汪总问我的问题：假如当初春天大胆地倾诉，是不是结果就完全不一样了？

这样的问题我回答不出来，斯人已逝，活着的这个人却陷入了深深的内疚之中，无穷无尽，无法减轻。

汪总说："我来普陀山并非是信仰佛教，也并非是替春天完成她未了的愿望，或者是减轻自己的内疚之心，我只是想让自己记住，以后永远不要做任何过了头的事情，永具宽容之心。一念之慈，万物皆善。同时我也希望这世界上的每个人都能在自己遇到困惑、困难、挫折时，不要把自己困在一个闭环里，人为地设立一个高高的栅栏。"

人这一生，总是在不断地选择，选择学业，选择朋友，选择爱人，选择自己每一步路要走的方向，而内心强大的人在每一个十字路口都能剖析出自己内心的渴望，能压制得了这渴望背后所需要承受的羞涩、胆怯、害怕，能真正朝正确的方向走。

四年前，我也不能，我情愿一个人承受，也不愿意透露出自己的一点点脆弱，我也给自己设了个高高的栅栏。

　　因为网上有言论说，女性七成的不孕是由于多次流产造成，所以我害怕跟朋友坦白时，他们会猜测我的私生活混乱不堪。

　　我不愿跟上司直接吐露苦衷，害怕他们都是铁石心肠，不仅不理解，而且还广为传播。

　　我不愿跟同事、亲属聊试管婴儿，害怕他们会杞人忧天，觉得试管婴儿是实验品，违反了自然规律。

　　我们害怕别人知道自己"怀孕"还要人帮忙，害怕将要去做的那件事以失败收场，害怕别人知道自己美好的外表下其实装着一颗遭受苦难的心。

　　汪总说："我在美国留学多年，我的邻居也是我的学妹早在十七年前就在美国选择通过试管婴儿技术获得了自己的孩子。试管婴儿技术是一项非常成熟的治疗生殖疾病的科学技术，人们选择它，就像是有心脏问题的人选择为心脏做个支架一样。我实在不明白为何国内的女性仍旧对此讳莫如深？人的一生总会有生病的时候，生病了就去医治，通过医学技术治好了，好好享受人生，就是如此简单。"

　　其实我们从未得到过质疑，从未接受过拒绝，所有困难都是自己想象出来的，我们给自己的画定了暗沉的基调，然后通过头脑中的想象一层层上调子，最后画面荒芜悲凉，好像真的存在，而这些其实完全是自己错误的心性投影，根本就是被自我的恐惧催眠了的。

我们总是埋怨周遭的人、这个社会不够宽容，可是仔细想想，我们对自己是否宽容呢？

秋高气爽的某一天，我到自己工作过的写字楼拜访客户，当电梯在原来公司所在的楼层停了后，我突然想回去与当初那个调我岗位的领导聊聊。

四年过去，一切如常，老同事不多，新朋友不少，领导对我的到来先是惊后是喜，他的办公桌上仍旧摆着一盆绿色植物，阳光静静照在百叶窗上，时光依旧温润美好。

我把自己孩子的照片翻给他看，跟他坦白当初的自己是因为要做试管婴儿所以才造成了那样的局面，但其实内心一直舍不得。他有些吃惊："公司里的人当时不是都说你根本不喜欢小孩所以才不生的吗？"我说："心虚啊，怕我明明说了真话，最后却成了笑话。"我本以为他会问"什么是试管婴儿？怎么做？对身体好不好？"等一系列问题，哪知，他很平静地说："我知道试管婴儿啊，每一个去做试管婴儿的妈妈都是伟大的，我们总公司老板的太太在北京经历了四次试管婴儿移植才成功，因此公司有一条从未写出来的规章制度，那便是只要公司在职的女性因为生育治疗而请假的，一律优待，不管是福利待遇还是精神上，该给予的一分也不能苛扣。"

从公司出来，他送我到电梯口，我们相视着微笑告别。人生中的事情真的有许多偶然，就像我偶然经过了此，偶然回到了当初那个点，偶然得知三年前就该知道的事，但现在知晓也不迟。

三年前我便应该明白，不管是怎样的偶然，都应该选择平静地看待，平和地期待，不在自己画的圈内心急火燎，选择信任，相信宽容，才是智者。

那日在普陀山，南海观音像高高矗立，那么详和与美好。汪总说："其实春天当初如果跟我说了真实情况，我会帮着她得到来自公司所有的善意。"我对他的这句话有些动容，我与春天其实都一样，如果我们能平常地看待这件事情，能够不拿放大镜般扩大心中的困难感，这一段路一定会走得没那么艰难。如果不时刻拿放大镜照看自己内心的恐惧，其实此事没有什么大不了的，所有人都有人生的低潮，没有人会耻笑你，另眼看你。这就好像一场发生在春季的重感冒，你为了它发烧流泪、打针吃药，痛苦得彻夜难眠，但再严重也就是一场春天的磨难，当经历了这些春风冷雨、阴霾泥泞，绚烂的夏花就在前方等你。

真的，不远。

22. 不过是无惧而已

一个人能与一个人认识，总是会有各种各样的机缘。

小慧是我合作单位的负责人，她个子瘦瘦小小的，长长的直发垂到腰际，属于那种不过分张扬，说话也不太多的类型。有次交流中，聊完工作后，她介绍自己还是一名亲子导师，这让在座的妈妈们都非常感兴趣，便问了她几个与孩子有关的话题。一聊才知道原来她也是一名双胞胎妈妈，再细问，她的双胞胎也是试管婴儿，而她的孩子与我家一样也是一对男孩，只比我家宝贝小十多天，而她与我同一年出生，连星座居然也一致，这令我俩不禁大呼有缘，我当场便向她伸出了手。

我说："我想听你的故事。"

她说："好。"

再次见面时，我完全以一个倾听者的身份出现，她把她所有的故事都讲给我听，她同意我用她的真名，甚至她说假如我需要，她愿意让两个宝宝的照片也在公众面前出现，而她唯一的要求，便是我写的这一篇文章一定要以第一人称出现，而且是以妈妈的口吻对她孩子说。刚开始我是不理解的，可是等我俩在茶馆里续到第三杯茶时，我突然明白了她的用心。

她说："孩子，我只是要让你们知道，妈妈究竟有多爱你们。"

亲爱的大双、小双：

现在你们有多大了呢？当你们能够把这样一篇文章完完全全读出来时，妈妈想，你们一定比我高了，妈妈的头上一定有几根白发隐蔽在乌黑的头发里了。在你们两岁时，有一天妈妈告诉你们，可能过好久好久之后，你们会长大，然后妈妈会像外婆一样腰弯了，不能跑了，需要戴老花镜了，你们抱着我的脸说，妈妈，我们不要长大，我们不要你变老。

亲爱的孩子，当妈妈长大后，特别想知道外公外婆年轻时候的故事，可是每当我问外婆时，她总说老了，好多事情都不记得了。因此，妈妈想在还年轻的时候记录下这些，当你们长大后，有一天看到这些时，你们能握着妈妈可能已经颤抖的双手说，妈妈，我们也好爱你。

妈妈在最好的年华认识了你们的爸爸，他家庭贫困，但他正直善良，有一颗积极向上的心，他的衬衣永远洗得干净整洁，他做的笔记就像印刷出来的一样充满了艺术感。于是妈妈在某一天，鼓足了勇气对他说："我妈妈找个高人帮我算了卦，说我的初恋男友将会是我的老公，我们将会白头到老……"你的爸爸当时愣了，然后在花园的角落偷偷摘了一朵黄色的小雏菊向我求婚。当时的妈妈，幸福得嘴都笑咧开了，感觉那朵偷摘的小雏菊美得像个精灵。当时你们的爸爸什么都没有，后来他去读研究生还是你们的外公外婆鼎力相助。所以，亲爱的孩子们，你们现在该明白为何你们的爸爸对外公外婆如此孝顺了吗？因为妈妈认为一切都有个轮回，你种下善良必然也会收获感恩。

妈妈在与爸爸结婚大约两年后才准备生娃娃，于是在那年的夏天，妈妈就怀孕了。妈妈一直有甲状腺功能低下症，但病情不严重，停止吃药已近两年，因此，怀孕后，妈妈便去医院看了相关的科室，妈妈非常害怕这个病给肚中的胎儿造成伤害。但是，进行完又针对性的检查后，医生说没有什么影响，这令我非常高兴，当时我们都认为生孩子是最容易的事情，因此也没有急着去做其他的孕检。但正是因为我们的疏忽，差点酿成大错。

某一天晚上，大约是9点吧，我突然感到头晕，当时爸爸还以为妈妈累了，便劝妈妈早点上床休息。但是，也就只是一会儿的时间，妈妈突然感到整个世界都在旋转，根本无法站立，接着，妈妈便倒在地上了。后来爸爸赶紧叫来了救护车，在车上时妈妈已经失去了意识。但是到了医院被送上手术台前，妈妈却有了一点点的意识，妈妈只觉得好冷好冷，当时，爸爸就守在妈妈的身边，他紧紧握着妈妈的手。那是妈妈认识爸爸七年来，第一次看到了他的眼泪。

妈妈是宫外孕，那次手术妈妈失去了一根输卵管。后来出院时，医生说，当天因为是内出血，情况非常凶险。幸亏你们的爸爸没有在妈妈倒下后去挪动妈妈或者将妈妈抱起来，不然会造成更大的风险。

许多人说，宫外孕是女人在鬼门关兜的一圈。从此之后，妈妈觉得身体是非常重要的，一定要在调理好身体后再要孩子，不然对自己也是对肚中的小生命不负责任。医生说，有过宫外孕经历的女人，以后宫外孕的几率更高一些，这句话就像一把刀扎在了我们家所有人的心中。妈妈愿意冒险，但你们的爸爸以及外公外婆却不愿意了，对于外公外婆而言，妈妈是他们的唯一，而对于爸爸来说，妈妈也是他的唯一。

后来我们听说了试管婴儿，我们决定以此种方式来获得我们的孩子。

在做试管婴儿之前，需要对身体做全面的检查，当时情况特

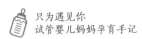

别好，妈妈的甲低并不会对生孩子有什么影响。于是我与爸爸兴冲冲地去了医院，到了医院我才明白原来做试管婴儿并不是一定会成功的，也是有一定的成功率的。

取卵那一天，我与一起进病房的姐妹聊天打发心中的担忧，我发现她是第二次做试管婴儿，我当时问她第一次为什么没成功，她说因为宫外孕。孩子，你们知道吗，当时妈妈真吓了一跳，我一直认为试管婴儿是不可能会有宫外孕出现的，因为试管婴儿本身就是将胚胎直接移植到子宫里的，怎么也会出现宫外孕？后来一问医生才知道，原来胚胎移植到子宫中后，需要两三天才会着床，而在这个过程中，如果受精卵到了子宫腔以外则称为异位妊娠，根据着床的地方不同，可分为输卵管妊娠、宫颈妊娠、卵巢妊娠等。当时那位姐妹总结自己宫外孕的原因，她说可能是因为她太害怕胚胎流出来，所以在移植后一直用很高的枕头将屁股垫起来，如此在床上躺了三五天。不知道她的总结是否正确，但是她将自己不成功的原因以及最初的感受原原本本告诉了我，她说的一句话令我非常感动，她说之所以絮絮叨叨把这些全部都告诉我，只是希望这个世界上少一个因宫外孕而痛苦不堪的母亲。

十个月后，这位母亲顺产了一位可爱的小女孩——我相信善良的人终会取得善报。

在取卵之前，妈妈一直按医生制定的疗程调整自己的身体，按时打针吃药，可是在取卵24小时之后，妈妈得了卵巢刺激过度综合征。这是体外受孕辅助生育的主要并发症之一，是人体对促排卵药物产生的过度反应，此种病症造成了妈妈的卵巢囊性肿大，腹腔有积液无法排出来。当时妈妈的肚子肿得圆圆的，因为积液排不出来，还得不断吃能缓解症状的冬瓜汤等，每次喝水的量不低于500ml，每天不低于30次的喝水，以至于后来只要看到水杯就想吐了。不仅如此，每天至少要打20小时的点滴，可是冰凉的药水连续不断地打进去后却没有缓解病情，妈妈的肚子还是又圆又胀。当时妈妈对爸爸说，假如现在肚子里不是积液而是两个小宝宝，妈妈一定会超级勇敢，爸爸却说："你现在就已经非常勇敢了。"

大约住了半个月的院，病情还是不见好，而妈妈的脸已经肿得不成样子了，医生决定实施小型的微创手术，将所有的积液从肚子中抽出来。可手术后，妈妈又出现了并发症，之后三天高烧不断，体温降下来又升上去，这种症状断断续续地持续了大约近一周，妈妈才算克服了这个病魔。整整二十天住在医院里，花费非常大，但是爸爸一直都是选择最好的药物，他对妈妈说："现在我感觉这世界上最贵的就是你，为了你，我真的愿意付出所有。"亲爱的孩子，我想，这便是爸爸这个理科男对妈妈说过的唯一一句情话吧。

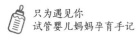

出院后，妈妈没有再工作，当时的身体状况也实在是不能适应高强度的工作了，而且我们实在想念还短暂寄居在医院的你们（当时还是胚胎），想早点把你们接回来。因此，妈妈与爸爸开始制定详细的锻炼计划和作息时间表，对饮食、娱乐活动等都制定了计划。我们相信，这世界的任何一份努力都会有人看到，有人感应得到。我们相信最好的结果是需要一点一点地付出、一点一滴地耕耘的。

　　身体是有自己的晴雨表的，大约三个月后，我做了移植手术，终于让两个在医院零下196摄氏度的液氮环境中待了许久的胚胎移入到了他们真正该待的沃土里。

　　十四天后，我知道自己怀孕了，一切正常，可怕的宫外孕没有再次降临在妈妈的头上。那天，我与爸爸乐坏了，我们的心情用顾城的诗来形容最贴切："草在结它的种子，风在摇它的叶子，我们站着，不说话，就十分美好。"

　　因为身体原因，妈妈打了三个月的黄体酮。之所以打黄体酮是因为它可以保护女性的子宫内膜，在女性怀孕初期，孕酮可以给胎儿的早期生长及发育提供支持与保障，而且能够对子宫起到一定的镇定作用。现在说起这些好像云淡风清，但其实过程是无比困难的。黄体酮是一种油剂，而且每天早中晚要打三次，九十多天，可以想象过程有多难受。为了保证黄体酮能够被身体吸收，保护到你们，爸爸、外婆每天都要给妈妈做热敷，这样打针的部位才能够消肿，让第二天还能够打进去。九十多天，总共有近三百支针头。如果我把这些全部保留，你们看到是不是觉得无法想象？妈妈现在觉得难以忍受，但当时也不觉得有多难熬，因为妈妈知道这一切都是为了你们能够更加健康，知道你们在陪着妈妈，妈妈的余生都将会享受到你们带给我的快乐，那么这段时间即使痛苦点又有什么要紧呢。

怀孕前三个月，我们一家都万分小心，那种感觉就像是在打仗，妈妈的身边时刻都有哨兵守着，任何一点风吹草动都能让家人们警戒起来。中途有一次，也是半夜的时候，妈妈突然开始流血，这一症状把爸爸和外公外婆吓得魂都没有了，他们都以为是你们俩不听话要离开妈妈了，但后来医生说这仅仅是子宫里排出来的之前遗留下来的血块，并不影响胎儿的成长。但爸爸还是不放心，我们连续一周天天上医院检查各种指数，直到看到每天的各项指标都是正常的，我们才真正放下心来。

经历了这所有的一切，仿佛一下子就天晴了，这种天晴来得太快，以至于我都觉得之前的一切都是老天在考验我，而之后是对之前近半年地狱般生活的弥补。妈妈没有妊娠反应，没有其他妈妈怀双胞胎的那种辛苦的感觉，不仅没有挑食而且胃口好得很，睡得也好。

你们一直顺利地待在我的肚子中直到三十六周零五天才出来，你们俩的体重都超过了2500克，身高都超过了50厘米，这在双胞胎中都是非常非常少见的。

　　当我还躺在产床上，医生让虚弱的我看一眼小小的你们时，我的眼泪流出来了，我看着小小的人儿在护士的怀里啼哭着，好想立马去拥抱你们。我想止住泪水，但是却怎么都止不住，这是幸福的眼泪。看着你们，我就觉得我的人生已经圆满了，之前所有的一切困难都不值一提。我想正是因为经历了之前的痛苦、磨难，经历了不易、挫折，我们才能更全面地去与人生和谐，去享受这个漫长过程中出现的高与低。

　　你们很健康，慢慢长大了，你们的光辉超越了我。无论到哪儿，别人总是先注意到你们然后才看到我，每次当他们说"哇，好可爱的双胞胎"时，妈妈的嘴角总是上扬的。是的，这就是幸福。

　　有一天，我看到爸爸坐在你们的玩具堆里带你们拼乐高，而你们一左一右专注地盯着爸爸，阳光从窗外洒在你们仁的身上，宁静美好，我赶紧拿相机记录下了这一刻。我想，经营一段婚姻不易，生养两个孩子并让其苗壮成长也不易，正是因为不易，我们要细心呵护你们，因为每一天，每一个瞬间都不会重来。

22. 不过是无惧而已

23. 生孩子这件小事

妮子是我的同事，个子高高的，眼睛大大的，一笑就会露出一颗小虎牙。

妮子的老公是家中独子，因此刚领到结婚证后，妮子生孩子的事便被提上了日程。妮子烟瘾极大，这让她的手指都有些微黄，我们总是说既然要生孩子就得戒烟啊，她的计划是只要种子一种下就立马全戒，还请我们监督她。

如此过了一年多，妮子肚子还是没有半点动静，后来我们提议她去做个检查。去检查之前，妮子认为大概问题出在自己的身上，她有不规则的痛经，而每次看中医，总会被说到"痛经会引发不孕"。妮子的婆婆抱孙子心切，每过一个月便会要问："好事（月经）来了吗？"妮子说她好想回答，好事没来，但事与愿违，每次好事总是如期而至。

妮子的先生又高又帅，他的业余活动最爱的便是踢足球，他几乎每个月都会要跟好友踢上两场。因此最开始全家人，包括妮子自己都认为问题出在她这儿。当妮子的先生拿到自己的检测结果被医生告知有弱精症时，他整个人都蒙圈了。于是他又换了一家医院，做了附睾丸检测，结果是精子密度、液化都合格，就是活力差，达到a级的精子只有19%，成活率40%。精子的正常活力是a级精子大于等于25%或a级与b级精子之和大于等于50%，精子正常成活率为85%~95%。妮子丈夫的a级活力两次检查都没有达到此标准，因此完全有弱精症的可能。而患有弱精症需要及时治疗，否则将会影响到夫妻生育孩子这件大事。

我曾经问过妮子，为什么有这么重的烟瘾。她说，刚开始为了想与这个又高又帅的男人搭讪，又没有什么其他方法，于是便借口也爱抽烟，没想到一来二去就不能断了。妮子的丈夫跟她一样烟瘾极大，一天至少是两到三包烟。夸张到什么程度呢，有一次半夜坐火车，本来因为太困都睡着了，但只要到站的广播响起，哪怕只停3分钟，他也必定得争分夺秒下车去抽一根。他之前觉得自己只是爱抽烟而已，而且都是抽的高档烟，对身体的损害不大，后来一咨询医生，突然发现或许这就是弱精症的原凶。

烟草中的有害成分可以通过血液循环进入生殖系统，直接或间接产生毒性，对男性精液的各种指标均有负面影响，尤其是对精子前向运动百分率和精子形态的影响。因为烟草中的尼古丁等生物碱、镉以及吸烟引起的氧化损伤，精子细胞的易损伤性增加和自我修复能力下降等多因素的共同作用，还有可能引起精子的畸变。妮子的丈夫从事的工作总是有许多应酬，而每次应酬肯定都会大量饮酒，而从医学上来说，大量饮酒与食用辛辣刺激性食物都有可能使睾丸发育不良，产生生精障碍，导致精子活力降低等，有些还会直接引起精子的形态改变。

戒烟戒酒且保持健康的生活方式是所有备孕夫妻必须要做的事情，许多烟瘾极大的人以为怀孕后再戒的话对孩子的影响不大，其实这是错误的。有一些男性在备孕阶段会告知朋友自己准备生小孩，不能饮酒，但是大部分的男性则会说生孩子是女人的事，男人饮点酒生的孩子还聪明些等。其实这是极其不负责任的行为。饮酒除了会影响到男性自己的身体，也不利于优生，女性即使怀孕了，也容易发生流产、早产、胚胎停育等意外。但是许多人不会认为是从最开始胚胎还是一个细胞的时候就留下的隐患，反而去查找后面的原因，这就是本末倒置了。

急于想生孩子的妮子选择了做第二代试管婴儿。

许多人可能要问，第二代试管婴儿与第一代试管婴儿有什么不一样？为什么像妮子这种情况要选用第二代试管婴儿？其实两者的技术基础相同，区别在于精子和卵子结合的方式上。第一代试管婴儿是精子与卵子共同培养，让它们自由结合完成受精过程，而第二代试管婴儿则是人工优选一个精子直接注射到卵母细胞胞浆内。第一代试管婴儿主要是治疗女性原因引起的不孕症，如输卵管问题、内分泌问题、宫腔问题等；而第二代试管婴儿主要是针对男性原因引起的不孕，如输精管问题、少弱精症等。

因为妮子的丈夫精子质量非常差，调理了一段时间后仍然只有极少数精子的活力基本达标，而妮子虽说取出了8个卵子，但仍旧没有形成一个胚胎。在询问医生失败的原因时，医生说如果有好的胚胎，移植到体内没有成功的话，那原因会有许多，但是连一个胚胎都没有配成，这完全就是因为卵子或者精子质量可能存在问题。妮子的第一个治疗阶段以失败告终，医生建议夫妻都至少调养三到六个月后再决定是否展开后续的治疗。

妮子丈夫说他原来以为生孩子就是女人的事，以为生孩子是生活中最简单的一件事，却没有想到，原来当自己不善待身体的时候，再简单也会变成"不简单"。

之前妮子夫妻想了很多种方法戒烟，但是总是无法戒掉，现在仅仅是怀着想要生一个健康孩子的简单意愿，夫妻双方互相监督，从一天两包到一包到半包，最后到一两根，慢慢地也就戒掉了。除此之外，夫妻也调整了生活习惯，从原来的晚睡晚起，到现在早睡

23. 生孩子这件小事

早起，而且每天早晨起来后一起深呼吸至少半个小时，每天早餐一定吃好，必喝一碗小米粥，而晚餐后必定会散步约半小时，工作间隙更是会活动筋骨，舒缓精神，天气好时也会到阳台上晒晒太阳。晚上睡前会泡脚揉腹，并喝些牛奶保证睡眠质量。除了调整自己的生活状态，同时也严格按照医嘱进行治疗。

功夫不负有心人，大约八个月后，妮子夫妇进行了第二次试管婴儿周期，而这次她成功了。当第一次拿到怀孕四十天的B超检查结果，看到B超单上那个还像一个小葡萄一样的小宝宝时，妮子夫妇都红了眼圈。

茨威格有句非常经典的话："命运所有的馈赠，都在暗中标好了价格。"而同样的，生命中所有的挥霍，你必须要以另一种方式来交换，或者偿还，在某天，某件事上，都会给你教训。

时刻别忘，谨记在心。

24. 为母一千天

2013年，我家的大毛、小毛相继来到了这个世界，当还躺在手术台上的我听到他们发出人生中的第一次"哇哇"的哭声时，我只觉得热泪盈眶，心潮澎湃，百感交集。原本以为从只会睡觉喝奶哭泣的小婴儿成长为可以牵着我的手乖乖上幼儿园的孩子将异常漫长，但现在回想起来，就如同昨日他们才从我腹中出来，完全不觉得我已经胜任了近三年的母亲角色。这三年的感受即使用上十个成语也概括不了，但看着当初只有2000多克的孩子如今长到近30斤，当初只有几十厘米的小毛头如今已接近一米，看着两个只要见到我就会欢呼"妈咪"的宝贝，我只觉得一切的付出都是那样值得。

藏传佛教导师宗萨仁波切说，你必须拥有很大的福德，才能遇到那个把你唤醒的人。

无疑，两个孩子的到来唤醒了我。

曾经的我以为，自己天生就是体弱多病，不能承受强度较大的工作，当有了孩子后，我可以在没有外人的帮助之下，一个人给孩子洗澡，一个人给孩子喂饭，一个人收拾家务，一个人领着俩孩子睡觉，而且半夜只要孩子稍微有些动静，必定会以十二分的精神立马分辨出孩子是何种需求。

曾经的我以为，自己天生就患有懒散拖沓症，但有了孩子后，居然发现自己比以前任何时候的工作效率都高。为了抽出时间陪孩子，我完全可以专注得一个上午不走神半刻，完全可以清晨坐高铁出门，半夜披星戴月神采奕奕地回家，仅仅是为了早一点看到熟睡中的宝宝们肥嘟嘟的小脸。

曾经的我以为，自己作为女生，对综艺节目、韩剧、热门电影完全没有抵抗力，但有了孩子后才发现原来陪孩子看动画片，陪孩子读绘本是那样有趣，三年不追热门电视剧、不进电影院原来也没有想象的那般遗憾。

我原本性格急躁，但有了孩子后，我可以花半个小时喂饭，可以一遍又一遍地讲已经讲过无数遍的寓言故事，可以花一小时或者更长的时间，仅仅是为了陪他们看蚂蚁如何把食物搬进家园。

我开始能够容忍他人偶尔的不友善。

我开始能够接受身边亲人的不完美。

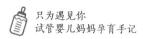

更重要的是，我居然可以开始控制得了自己的情绪。

有人说，有了孩子就是，我既有了软肋，又有了铠甲。

在某日我牵着两个孩子下楼时，一位我仿佛从未见过的邻居准确地叫出了两个孩子的名字，我惊奇地问："你怎么知道他们的名字呢？"她说："你的两个孩子实在是太显眼了。"什么样的孩子才算显眼？能令人记住姓名？我想对于3岁多的孩子来说，无非是可爱的外貌，开朗的性格，以及适度的属于孩子能懂的与人交往的礼节，而这些简简单单的事情需要母亲付出多少心血呢？我想，邻居已给予了我作为母亲的最高评价。

我常带孩子外出游玩，常有人惊奇地说，我带一个就够累了，你一下带俩，累吗？如果我说不累，那是假的，但我没有累坏，依旧美美地、快乐地享受着这种生活，可见，心是不累的。

孩子3岁了，已到了词语不断丰富，说话越来越顺溜的阶段。

一日两个孩子聊天，弟弟问哥哥："哥哥，你爱什么？"

我在旁边整理物品，静静听着，内心里以为哥哥会说西瓜、棒棒糖、超级飞侠之类。

哪知哥哥完全没有思考便回复："我爱妈妈。"他的声音大且坚定。

这时弟弟伸出一个大拇指在哥哥额前点了个赞，大声说："哥

24. 为母一千天

哥，你真棒！"

我轻轻地笑了。

孩子们沉浸在边堆积木边聊天的快乐中，完全无视离他们三米开外母亲脸上散发的光辉。

有一日，我领着两个孩子读绘本，讲母鸡与鸡蛋的关系，告诉他们鸡蛋是从母鸡肚子里生出来的。

哥哥问："妈妈，我是从哪里生出来的？"

我说："你与弟弟都是从妈妈肚子里生出来的。"为了让他俩有个更直白的了解，我把肚子上留下的剖宫产疤痕露出来给他们看。

弟弟看罢，瞬间眼泪婆娑："妈妈，你很痛吗？"

我被弟弟突然间的眼泪弄得有点小感动，轻轻抚摸着他的小脸蛋说："生你的时候真的好痛好痛，妈妈当时流了好多血哦。"

哥哥听着，把他的小手在我的伤口上轻轻地抚摸着，然后朝伤口轻轻吹了一口气，说："我的妈妈真是勇敢的妈妈。"

……

不管此刻的你是否在为要不要生孩子犹豫不决，不管你此刻是在经历着试管婴儿周期中各种痛苦的检查治疗还是正经历着怀孕带来的各种不适，亦或正为其他某些事而烦恼，我只想说，好好珍惜当下拥有的，努力去走好现在的每一步，想象着未来的某一天，会有个粉雕玉琢般的孩子说他最爱的是妈妈，会有个如精灵一般的孩子轻抚你的伤口心疼得掉下眼泪，你就会觉得此刻的一切付出都是值得的，无比值得。

附：漫画解读试管婴儿技术

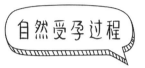

自然受孕过程

要了解爸爸妈妈怎么造人，首先得了解一下子宫和子宫附件。

女人的子宫和子宫附件组成了一座大户人家的宅院，子宫是主院，卵巢是处在子宫两侧的偏房，从主院通往偏房的长廊则是输卵管。子宫门口有一条道，叫宫颈，宫颈与阴道相连。

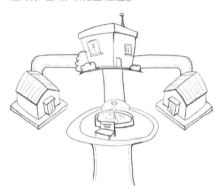

健康的卵巢每个月都会有一个卵子可以出来被带到输卵管里抛个绣球。

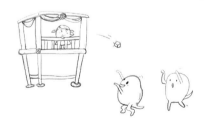

爸爸妈妈进行完某种剧烈的运动锻炼之后，爸爸身体里的上亿精子进入到妈妈的阴道里。

精子小哥哥们为了可以抢到卵子小姐姐，会完全不顾手足情，卯足劲往输卵管里冲。

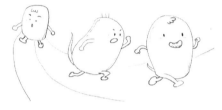

经过了九九八十一关之后，最终有一个最厉害也最幸运的精子会拔得头筹，迎娶到卵子小姐姐，成为受精卵。

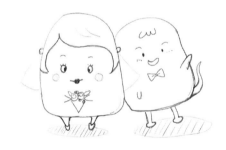

受精卵经过输卵管游到子宫后，会找个舒适的位置摆好舒适的姿势，慢慢长成小宝宝。

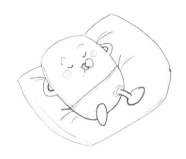

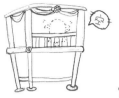

爱情之路输卵管堵塞了，NO!
其他不明来路的神魔妖怪
阻拦，NO!
原来有这么多的拦路虎，
好怕怕啊，如果不巧遇上
了怎么办？
当当当当，不用害怕，试
管婴儿技术这个大媒婆要
登场了！

自然受孕的拦路虎

看起来好像妈妈怀孕的过程也不那么复
杂，怎么会有很多人无法自然怀孕呢？
那是因为怀孕的过程中其实需要 KO 掉很
多拦路虎。
精子小哥哥们数量太少，NO！

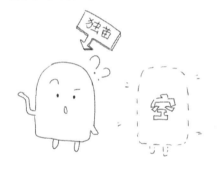

精子小哥哥们不够 man，不够 strong，不
够帅，不够跑得快，NO！
卵巢里没有卵子进入输卵管抛绣球，NO！

试管婴儿技术过程

妈妈们说，有了试管婴儿技术就好了，
我想怎么生就怎么生！
妈妈 A 说：我要生个帅儿子！
妈妈 B 说：我要生个小棉袄！
妈妈 C 说：我不想结婚，但我想生孩子！
妈妈 D 说：我想生三胎！

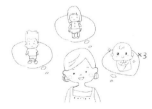

够了！这些不符合国！家！政！策！本媒婆一律不出马。

为了孕育一个健康的宝宝，不只有子宫、卵巢和输卵管在准备，整个身体机器都在行动。

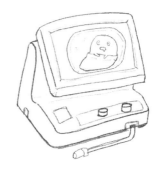

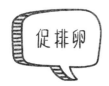

促排卵

一般情况下，卵巢一个月只会产生一个卵子，但我们的情况不一般啊，所以为了增加受孕机会，我们要进行促排卵治疗，让卵巢一次性产生好多个卵子。

取卵和取精

促排的先期是进行降调，通过让妈妈吃避孕药或打降调针来抑制强势卵泡的生长，让卵巢

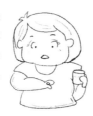

当卵子小姐姐们的数量和质量都已经在理想状态时，就要准备"迎娶"小姐姐们了。

取卵前，妈妈会需要打一针促进卵泡成熟的人绒毛促性腺激素针（因为这个针一般安排在晚上，所以俗称"打夜针"）。

一次产生多个卵泡，降调后再打促排针。

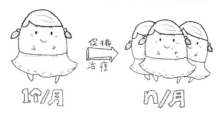

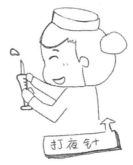

Ps：并不是卵子出来越多越好，那样卵巢会过度刺激，容易造成卵巢腹水。

在促排过程中，会有 B 超来监控卵泡的发育情况，从而决定卵子的"出阁"时间。

36 小时后，妈妈会被局麻，医生通过 B 超的引导，将取卵针从阴道穿越到卵巢内，把卵泡液取出来，并将其中的卵子提取出来。（取卵泡液手术大概 10 分钟